JJ Smith

Schlank mit APFELESSIG

JJ Smith

Schlank mit
APFELESSIG

Die 7-Tage-Kur zum Entgiften, Entschlacken und Abnehmen

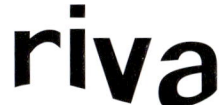

Bibliografische Information der Deutschen Nationalbibliothek
Die Deutsche Nationalbibliothek verzeichnet diese Publikation in der Deutschen Nationalbibliografie.
Detaillierte bibliografische Daten sind im Internet über http://d-nb.de abrufbar.

Für Fragen und Anregungen
info@rivaverlag.de

Wichtiger Hinweis
Dieses Buch ist für Lernzwecke gedacht. Es stellt keinen Ersatz für eine individuelle medizinische Beratung dar und sollte auch nicht als solcher benutzt werden. Wenn Sie medizinischen Rat einholen wollen, konsultieren Sie bitte einen qualifizierten Arzt. Der Verlag und die Autorin haften für keine nachteiligen Auswirkungen, die in einem direkten oder indirekten Zusammenhang mit den Informationen stehen, die in diesem Buch enthalten sind.

1. Auflage 2020
© 2020 by riva Verlag, ein Imprint der Münchner Verlagsgruppe GmbH
Nymphenburger Straße 86
D-80636 München
Tel.: 089 651285-0
Fax: 089 652096

Die englische Originalausgabe erschien 2020 bei Simon & Schuster, Inc. unter dem Titel *7-Day Apple Cider Vinegar Cleanse*. © 2020 by JJ Smith. All rights reserved.

Übersetzung: Martina Fischer
Redaktion: Caroline Kazianka
Umschlaggestaltung: Pamela Machleidt
Umschlagabbildungen: Vorderseite: istock/Alter_photo, Rückseite: shutterstock/5 second Studio
Satz: inpunkt(w)o, Haiger (www.inpunktwo.de)
Druck: Florjancic Tisk d.o.o., Slowenien
Printed in the EU

ISBN Print 978-3-7423-1204-4
ISBN E-Book (PDF) 978-3-7453-0866-2
ISBN E-Book (EPUB, Mobi) 978-3-7453-0867-9

Weitere Informationen zum Verlag finden Sie unter
www.rivaverlag.de
Beachten Sie auch unsere weiteren Verlage unter www.m-vg.de

Inhalt

Einleitung

Apfelessig ist aufgrund seiner zahlreichen gesundheitlichen Vorteile in den Fokus der Aufmerksamkeit geraten. Lange wurde er als Hausmittel verwendet, in den letzten Jahren richtet sich das Augenmerk jedoch vermehrt darauf, dass er beim Abnehmen unterstützen, Cholesterin reduzieren, den Blutzuckerspiegel senken und Diabetessymptome lindern kann. Auch in Haushalt und Küche gibt es vielfältige Einsatzmöglichkeiten.

Drei Jahre lang habe ich über den Nutzen von Apfelessig beim Entschlacken, Entgiften und Abnehmen informiert. Mein Apfelessig-Detox-Drink wurde im Fernsehen in *The Dr. Oz Show* vorgestellt und in der Zeitschrift *Woman's World* besprochen. Dr. Oz sagte: »JJ Smith hat Apfelessig bekannt gemacht; mit ihrem Video über den Apfelessig-Detox-Drink hat sie 18 Millionen Follower gewonnen.« Apfelessig gibt es schon seit Jahrhunderten, deshalb ist es umso erstaunlicher, wie viel Anerkennung ich für meinen Beitrag zur Steigerung der Popularität dieses Gesundheitstonikums erfahren habe.

Tatsächlich wollten einige Apfelessig-Hersteller sogar eine Partnerschaft mit mir eingehen, weil sie den Verkaufserfolg ihrer Produkte meiner Initiative zu verdanken meinen. Zudem führen sie auch die steigenden Kundenzahlen und die häufigeren positiven Besprechungen auf mein Apfelessig-Video zurück.

Wie die begeisterten Reaktionen belegen, haben meine Follower Apfelessig sehr erfolgreich angewendet. Vor diesem Hintergrund habe ich eine neue Kur entwickelt, die auf seine gesundheitsfördernden und heilenden Eigenschaften setzt. Damit möchte ich Sie dabei unterstützen, aktiv an Ihrer Gesundheit zu arbeiten und bis zu 7 Kilogramm Gewicht in nur sieben Tagen abzunehmen.

Die 7-Tage-Kur »Schlank mit Apfelessig« verwandelt Ihren Körper in eine Fettverbrennungsmaschine. Mit dem, was Sie in diesem Buch erfahren, wird es Ihnen gelingen, Körperfett in kürzester Zeit zum Schmelzen zu bringen. Das Hauptziel: schnell und gesund Gewicht abzubauen. Ziel Nummer zwei: die Fettspeicherung Ihres Körpers so zu verändern, dass Sie nicht so leicht wieder zunehmen. Und Ziel Nummer drei: ein Fundament für ein langes, gesundes Leben zu schaffen. Die folgenden Strategien werden Ihnen helfen, Ihren Körper im Fettverbrennungsmodus zu halten, damit nachhaltiges Abnehmen kein Problem mehr ist.

Einige Konzepte in diesem Buch sind schon jahrzehntealt. Meine 7-Tage-Kur führt Sie in die Geheimnisse der schnellen Fettverbrennung ein und kann dazu beitragen, dass zahlreiche Gesundheitsbeschwerden sukzessive verschwinden. Ich möchte den komplizierten und widersprüchlichen Informationen über Gewichtsreduzierung mit einem einfachen Konzept begegnen, das es Ihnen möglich macht, das zu erreichen, was Sie sich wünschen – egal, ob Sie lediglich ein paar Pfündchen oder aber jede Menge Kilos abspecken möchten. Ich hoffe, dass Sie dieses Programm bald absolvieren, damit Sie und Ihre Familie die Diagnose »Adipositas« erst gar nicht bekommen. Es ist höchste Zeit, die Kontrolle über Ihre Gesundheit und Ihr Gewicht wieder zu übernehmen.

Zwei Dinge möchte ich noch zum Thema Diäten sagen. Erstens: Wenn Sie irgendeinem Abnehmplan oder einer angesagten Diät folgen, werden Sie sicher umgehend Gewicht verlieren. Das liegt vor allem daran, dass Sie weniger essen, meistens weniger Kohlenhydrate und weniger Zucker. In der Folge haben Sie weniger Insulinspitzen und das wiederum bewirkt, dass nicht mehr so viel Fett im Körper gespeichert wird. Mit einem Überschuss an Insulin können Sie kein Körperfett verlieren. Alle Diäten folgen diesem Grundprinzip – weniger Kohlenhydrate, weniger Zucker. Zweitens: Sie können Ihr Gewicht und das Körperfett nicht durch bloßes Kalorienzählen reduzieren. Ja, Kalorien sind wichtig. Wenn es um Gewichtsverlust und Gesundheit geht, zählt allerdings weniger die Anzahl als die Art der Kalorien.

Wie alles begann

Vor einigen Jahren wurde ich, obwohl ich mich jahrelang gesund ernährt und Detox-Kuren gemacht hatte, schwer krank, war sogar bettlägerig. Es stellte sich heraus, dass ich von meinen Zahnfüllungen eine Quecksilbervergiftung bekommen hatte! Gehirn, Darm, Leber und Nieren wiesen hohe Quecksilberwerte auf. Monatelang konnte ich das Bett nicht verlassen. Wenn ich aufstand, erschöpfte mich schon das Bettmachen so sehr, dass ich mich wieder hinlegen und mich ausruhen musste. Um meine Gesundheit war es schlecht bestellt, ich hatte so wenig Energie und war so antriebslos wie noch nie.

Ich erholte mich nur sehr langsam. Also beschloss ich, etwas zu unternehmen, um meine Gesundheit und meine Energie zu stärken und die 9 Kilos abzuspecken, die ich während der inaktiven Phase zugelegt hatte. Nachdem ich erfahren hatte, wie heilsam rohes grünes Gemüse für den Körper sein kann, entwickelte ich eine zehntägige Kur mit grünen Smoothies. Da ich mich schon zuvor für Entschlackung und Entgiftung interessiert hatte, wusste ich, dass ich meinen Körper von all dem Schmutz und den Toxinen befreien musste, die sich durch die Quecksilbervergiftung angesammelt hatten.

Wie ich in meinem Buch *Grüne Smoothies: Die 10-Tage-Detox-Kur* bereits beschrieben habe, begann ich nach der Entwicklung dieser Kur damit, meine Familie und Freunde zu fragen, ob sie mitmachen und mich unterstützen wollten. Zehn Personen wollte ich für mein Programm gewinnen. Zu meiner großen Überraschung wollten letztendlich rund 100 Menschen mitmachen! Wir bildeten eine Facebook-Gruppe, um füreinander da zu sein und uns gegenseitig anzuspornen. Mit der Zeit stießen immer mehr Menschen dazu, weil sich die phänomenalen Ergebnisse herumsprachen. In nicht einmal zwei Monaten waren schließlich etwa 10 000 Menschen der Facebook-Gruppe beigetreten und hatten sich ernsthaft entschlossen, die Kur zu machen. In nur zehn Tagen haben alle Teilnehmer und auch ich gut 4 bis 7 Kilo abgenommen, neue Energie gewonnen, gesundheitliche Beschwerden wurden gelindert und es ging uns so gut wie seit Jahren nicht. Heute unterstützen über 700 000 Menschen einander in der Facebook-Gruppe bei ihrem Abenteuer Abnehmen. Mittlerweile ist es auch mehr als nur eine Gruppe, die sich bei der Detox-Kur mit grünen Smoothies gegenseitig bestärkt. Die Menschen sind zu einer echten Gemeinschaft zusammengewachsen, alle möchten Gewicht loswerden und die Gesundheit fördern.

Nach dem ersten Durchgang meiner Entschlackungs- und Entgiftungskur hatte ich 5 Kilo abgenommen, ich hatte viel Energie, eine strahlende Haut, meine Verdauung war besser und das unangenehme aufgeblähte Gefühl war verschwunden. Ich fühlte mich wie neu geboren und war wieder voller Elan! Vor der Kur hatte ich täglich 24 Nahrungsergänzungspräparate zu mir genommen, damit mein Körper sich besser von der Quecksilbervergiftung erholen konnte. Seit ich die Kur absolviert habe, nehme ich nur vier Präparate pro Tag und fühle mich supergesund und habe ganz viel Energie, um die Träume und Ziele meines Lebens zu realisieren. Ich habe bei all dem gelernt, dass man den Körper mit grünen Smoothies sehr gut versorgen kann und er damit nicht nur gesund und fit bleibt, sondern dass auch die Lebensenergie genährt wird.

Wie sieht es heute aus? Knapp 1 Million Kilo wurden mit der Detox-Kur mit grünen Smoothies abgenommen und ich habe ein Buch zur Kur geschrieben – *Grüne Smoothies: Die 10-Tage-Detox-Kur*. Diese Kur ist so erfolgreich und die Mundpropaganda wirkt so nachhaltig, dass das Buch ein Dauerbestseller der *New York Times* ist und wir nun über eine Million Follower haben.

Während die zehntägige Detox-Kur mit grünen Smoothies ganz wunderbar entschlackt und entgiftet und den Abnehmprozess in Gang bringt, ist »Schlank mit Apfelessig« eine Alternative, mit der die Pfunde sogar noch schneller purzeln.

Das Programm eignet sich gerade auch für Menschen, die nicht gern grüne Smoothies trinken. Die Kur mit Apfelessig geht anders an das Abnehmen heran und läuft über einen kürzeren Zeitraum. Bis jetzt haben 18 Millionen Menschen meinen Rat befolgt, mithilfe von Apfelessig schnell abzuspecken und gesund zu werden. Wer weniger Zeit hat, kann dieselben Ergebnisse wie bei der anderen Kur erreichen – bis zu 7 Kilo abnehmen –, allerdings in nur sieben Tagen. Es gibt viele Menschen, die nicht gern grüne Smoothies trinken, den Geschmack und die Textur nicht mögen, aber dennoch entgiften und entschlacken wollen. Mit der Apfelessig-Kur funktioniert das hervorragend. Wenn Sie Ihren Erfolg noch vergrößern wollen, dann können Sie beide Programme – die Apfelessig-Kur und die Kur mit grünen Smoothies – innerhalb eines Monats durchführen. Das kurbelt die Gewichtsreduzierung unglaublich an und tut der Gesundheit richtig gut.

Mit der 7-Tage-Kur mit Apfelessig können Sie nicht nur bis zu 7 Kilo in einer Woche abnehmen, Sie werden auch quälende gesundheitliche Beschwerden los. Über die Gewichtsreduzierung hinaus hilft die Kur dabei, Blutdruck sowie Cholesterin- und Blutzuckerspiegel zu senken. Da Apfelessig den Blutzucker reduziert, senkt er den Insulinspiegel, und das wiederum reduziert das Fett im Körper. Der Genuss von Apfelessig verbessert außerdem die Darmgesundheit und die Haut. In Kapitel 9 erfahren Sie viele weitere Anwendungen für Schönheit und Gesundheit.

Sie wollen sich aktiv um Ihre Gesundheit kümmern, indem Sie Ihrem Körper das geben, was er braucht, um schlank, strahlend und voller Energie zu sein? Gratulation! Wahrscheinlich wollen auch Sie toll aussehen und sich ebenso fühlen, aber das ist nicht leicht. Obwohl uns so viele ungesunde, aber verführerische und süchtig machende Lebensmittel angeboten werden, können Sie mit der richtigen Anleitung und Motivation alte Ernährungsmuster durchbrechen und neue, gesündere Essgewohnheiten aufbauen. Ich weiß, wie viel Kraft man braucht, um ein neues Leben und eine neue Beziehung zum Essen zu entwickeln. Deshalb möchte ich Sie dabei unterstützen und Ihnen Mut machen.

Am besten lesen Sie dieses Buch zunächst einmal durch, um die nötigen Informationen zu erhalten. Danach lesen Sie es ein zweites Mal und konzentrieren sich dabei auf den Start Ihres Abenteuers. Besorgen Sie auch ein Exemplar für ein Familienmitglied oder einen Freund oder eine Freundin, damit Sie sich während dieses Prozesses, der Ihr Leben grundlegend verändern wird, gegenseitig unterstützen können. Ihre Familie, Ihre Freunde und ich sind da, begleiten und stärken Sie – das wird Ihnen bei diesem Unterfangen sicher helfen. Schließen Sie sich den vielen anderen Menschen auf unserer Facebook-Seite an, die täglich kostenlos von mir und meinem Team Unterstützung bekommen: https://www.facebook.com/groups/Green-Smoothie-Cleanse (eine englischsprachige Gruppe). Diese Gruppe ist nicht nur dazu da, die Kur mit grünen Smoothies zu schaffen; es ist eine Unterstützergruppe für alle, die Gewicht verlieren und gesund werden wollen. Sie sind nicht allein. Wir machen das zusammen. Lassen Sie uns heute noch anfangen.

Möchten Sie sich mir anschließen und daran arbeiten, den Körper zu heilen, abzunehmen und mehr Energie zu bekommen? Wenn Sie das tun, müssen Sie sich keine Sorgen mehr um Ihr Gewicht machen. Die Kur »Schlank mit Apfelessig« verändert Ihren Körper in nur sieben Tagen grundlegend. Sind Sie bereit?

Kapitel 1

Schlank mit Apfelessig – was ist das?

Eine Detox-Kur ist eine Kurzzeitdiät, mit der man den Körper entgiftet, mehr Energie bekommt und die Gewichtsreduzierung in Gang bringt. »Schlank mit Apfelessig« schafft all das in nur einer Woche. Gemäß meinem Programm nehmen Sie an sechs Tagen Apfelessig zu sich, während Sie gleichzeitig weniger essen. Den siebten Tag nutzen Sie als Übergang zum Ende der Kur. Statt wie bei einer traditionellen Fastenkur oder beim Wasserfasten vollständig auf Essen zu verzichten, nehmen Sie kleine Portionen so zu sich, dass Sie ohne Hunger zu leiden den therapeutischen Nutzen des Fastens erreichen – erhöhte Fettverbrennung, niedrigerer Blutzuckerspiegel und verringerte Entzündungsprozesse. Der Speiseplan enthält wenig Kohlenhydrate und Protein, aber mehr Fett. Ihr Körper bleibt also gut versorgt und kommt zugleich in den Genuss der positiven Effekte des Fastens. Langzeitfasten kann schädlich sein, aber diese siebentägige Kur ist ungefährlich und wirkungsvoll.

Die Kur »Schlank mit Apfelessig« kann:

- den Fettabbau fördern, sowohl die gesamte Körperfettmenge verringern als auch den Body-Mass-Index (BMI) senken,

- Verdauung und Darmgesundheit allgemein verbessern,

- das viszerale Bauchfett – Fett um Hüfte und Vitalorgane – abbauen,

- durch einen sinkenden Blutzuckerspiegel dabei helfen, Diabetes umzukehren und die Gefahr von Diabetes und Insulinresistenz einzuschränken,

- Entzündungen durch Verringerung verschiedener Entzündungsmarker vermeiden,

- den Blutdruck senken und die Herzgesundheit verbessern,

- den Cholesterinspiegel reduzieren, da mehr Lebensmittel mit herzgesunden Fetten verzehrt werden,

- das Immunsystem stärken – dieser positive Effekt stellt sich schon nach nur vier Tagen Fasten ein.

Durch eine geringere Nahrungsaufnahme und die Verwendung von Apfelessig schmilzt Ihr Bauchfett in kürzester Zeit weg. Im Folgenden wollen wir das Ganze etwas genauer betrachten.

Apfelessig

Zur Herstellung von Apfelessig werden Äpfel zerstampft, destilliert und dann fermentiert. Bei der zweiten Stufe der Fermentation werden Bakterien zugesetzt, die den Alkohol in Essig umwandeln. Wenn der Essig reif ist, weist er eine wolkige Substanz auf, die sogenannte Essigmutter. Die Essigmutter enthält Dutzende Arten guter Bakterien. Sie beinhaltet auch Enzyme, die wesentlich für das Aufspalten der Nahrung sind, damit der Körper die enthaltenen Nährstoffe verwerten kann. Die konzentrierten Bakterien und Enzyme aus der Essigmutter verleihen dem Apfelessig seine antimykotischen, antiviralen und antibakteriellen (Pilze, Viren und Bakterien bekämpfende) Eigenschaften, die helfen, den Körper zu heilen.

Apfelessig besteht zu 5 bis 6 Prozent aus Essigsäure. Auch wenn Apfelessig als relativ schwache Säure gilt, hat er in konzentrierter Form recht starke saure Eigenschaften. Außerdem enthält Apfelessig Spuren anderer Säuren, Ballaststoffe, Vitamine und Mineralstoffe.

Jahrtausendelang fand Apfelessig unterschiedlichste Anwendungen – von der Linderung bei Halsbeschwerden bis hin zu Fettverbrennung und Verbesserung des Blutzuckerspiegels. Moderne, von wissenschaftlicher Forschung unterstützte Studien zeigen, dass Apfelessig viel Gutes für die Gesundheit bewirkt.

Die Geschichte des Apfelessigs

Wie bereits erwähnt sind die positiven Eigenschaften des Apfelessigs schon lange bekannt. Im Amerikanischen Bürgerkrieg und im Ersten Weltkrieg wurden zum Beispiel verwundete Soldaten damit behandelt. Es ist auch überliefert, dass japanische Samurai ihn tranken, um Stärke, Vitalität und Kraft zu erhalten. Manchmal wird er auch als Reinigungsmittel im Haushalt genutzt und dort wegen seiner antibakteriellen Eigenschaften gern verwendet.

Die moderne Wissenschaft hat Unmengen an Nachweisen über die positiven Auswirkungen auf die Gesundheit erbracht. Im Jahr 2012 ergab eine niederländische Studie mit Frauen einer nordafrikanischen Kultur, dass diejenigen, die über den Tag verteilt 250 Milliliter Apfelessig tranken, mehr abnahmen als die Frauen, die dies nicht taten.

Die Zeitschrift *Bioscience, Biotechnology, and Biochemistry* zitierte eine japanische Studie aus dem Jahr 2014, laut der die Essigsäure in Apfelessig Körpergewicht, Körperfettmasse und Triglyzeridspiegel im Blutserum senkt. Dadurch vermindert sich für adipöse Menschen das Atheroskleroserisiko. Entsprechend dieser Studie kann es beim Abnehmen helfen, der täglichen Ernährung 1 oder 2 Esslöffel Apfelessig hinzuzufügen. Außerdem zeigte die Studie, dass der Genuss von Apfelessig den Körperfettanteil, vor allem das Bauchfett, reduzieren kann und außerdem den Triglyzeridspiegel senkt.

Eine Studie aus dem Jahr 2015 ergab, dass sich bei Patienten mit Typ-2-Diabetes durch den Verzehr von Apfelessig die Blutzuckerregulierung verbesserte und die Insulin- sowie hohe Triglyzeridwerte sanken. Die Essigsäure des Apfelessigs kann die Fettverbrennung fördern, Blutzucker senken und Cholesterinwerte verbessern.

Wie Apfelessig beim Abnehmen hilft

Essigsäure ist die wichtigste Wirkkomponente im Apfelessig. Mehrere Studien belegen, dass sie bei der Gewichtsreduzierung positiv wirken kann, indem sie:

- *den Blutzucker senkt.* Eine Studie von Dr. Carol Johnston an der Arizona State University ergab, dass »das Trinken von Essig vor dem Essen eine geringe Blutzuckerveränderung nach den Mahlzeiten bewirkte«. Das bedeutet: Der Verzehr von Apfelessig vor einer kohlenhydratreichen Mahlzeit kann den Anstieg des Blutzuckerspiegels nach dem Essen begrenzen.

- *ein längeres Sättigungsgefühl bewirkt.* In einer schwedischen Studie berichteten die Teilnehmer, die zum Essen Apfelessig zu sich genommen hatten, von einem höheren Sättigungsgrad nach der Mahlzeit als diejenigen, die keinen Essig getrunken hatten. Ein höherer Sättigungsgrad beugt einem Zuviel an Essen oder dem Snack am späten Abend vor.

- *das Körperfett reduziert.* Eine japanische Studie ergab, dass Körpergewicht, BMI und Körperfettmasse verringert werden, wenn dauerhaft Apfelessig konsumiert wird. Ein Grund dafür ist, dass Apfelessig die Fettspeicherung im Körper verringern kann.

- *den Insulinspiegel senkt.* Laut einer vom US-amerikanischen Diabetesverband (American Diabetes Association) veröffentlichten Studie kann der Verzehr von Apfelessig zu einer kohlenhydratreichen Mahlzeit die Insulinsensitivität nach der Mahlzeit verbessern. Dies wiederum hilft, die Fettspeicherung im Körper zu verringern – besonders gut für Menschen, die insulinresistent sind oder an Typ-2-Diabetes leiden.

- *den Stoffwechsel verbessert.* Eine Untersuchung an Ratten ergab, dass Essigsäure einen Anstieg des Enzyms AMPK verursacht. Dieses Enzym kurbelt den Stoffwechsel an, indem die Produktion von Fett und Zucker in der Leber reduziert wird.

- *den Appetit mindert.* Forschungen in Großbritannien erwiesen, dass Essigsäure ein natürlicher Appetitzügler ist, weil sie unseren Blutzuckerspiegel konstant hält und so der Heißhunger auf Zucker, Kohlenhydrate und Süßes vermieden wird.

Apfelessig wirkt sich also positiv auf den Gewichtsverlust aus und die genannten Studien zeigen, dass gerade die Kombination mit diversen Fastenmethoden (die später in diesem Kapitel besprochen werden) am effizientesten ist.

Welcher Apfelessig soll es sein?

Kaufen Sie ungefilterten, naturtrüben Bio-Apfelessig mit Mutter (das sollte auf dem Etikett erwähnt sein). Die Essigmutter sieht man im Essig als wabernde Schlieren, aber keine Sorge, das ist nur der Beleg dafür, dass die wohltuenden Nährstoffe enthalten sind. Sie finden gute Produkte in Bioläden, Reformhäusern und gut sortierten Supermärkten.

So verwenden Sie Apfelessig

Untersuchungen belegen, dass es beim Abnehmen hilft, wenn Sie vor dem Schlafengehen oder vor dem Essen ein Glas Wasser mit 1 oder 2 Esslöffeln Apfelessig trinken. Befindet sich Essigsäure im Darm, verbleibt Fett kürzere Zeit dort. Zudem blockiert die Säure Enzyme, die stärkehaltige Nahrung aufspalten; so wird verhindert, dass der Körper Fett und Stärke aufnimmt.

Wer eine Diät macht und vor allem den »Bauchspeck« loswerden möchte, der sollte täglich 3 Esslöffel Apfelessig konsumieren – 1 Esslöffel vor jeder Mahlzeit oder 2 Esslöffel am Morgen und 1 Esslöffel vor dem Schlafengehen. Vor dem Schlafengehen eingenommen hilft dies, den morgendlichen Blutzuckerwert zu senken, und das wiederum führt zu reduzierter Fettspeicherung im Körper.

Wichtige Hinweise zu Apfelessig

1. Trinken Sie Apfelessig immer verdünnt, denn er ist sehr säurehaltig. Unverdünnt kann er das Gewebe von Mund und Speiseröhre verätzen sowie Zahnschmelz und Magenschleimhaut schädigen.

2. Wenn der Apfelessig Ihnen irgendwelche Magenbeschwerden bereitet, sollten Sie nicht weiter davon trinken.

3. Spülen Sie nach dem Verzehr von Apfelessig den Mund mit Wasser aus, um einer Schädigung des Zahnschmelzes vorzubeugen.

4. Schwangere Frauen und stillende Mütter sollten einen Arzt konsultieren, um zu erfahren, ob Apfelessig für sie geeignet ist.

5. Testen Sie den Apfelessig zuerst an einer kleinen Stelle, bevor Sie ihn auf der Haut verwenden – so erkennen Sie schnell eventuell auftretende Reizungen oder allergische Reaktionen.

6. Wer verschreibungspflichtige Medikamente nimmt, sollte mit einem Arzt besprechen, ob Apfelessig sinnvoll ist oder ob es zu Wechselwirkungen kommen kann.

Fasten mit Nahrung

Fasten ist eine der wirkungsvollsten Methoden, um Körperfett zu reduzieren und Insulinresistenz sowie viele andere gesundheitliche Beschwerden abzubauen. Das Fasten verändert die Arbeitsweise unserer Hormone, denn dabei werden unsere fettverbrennenden Hormone angeregt und man nimmt leichter ab. Einfach gesagt: Fasten ist ernährungswissenschaftlich betrachtet die beste Methode, um Körperfett abzubauen und Krankheiten vorzubeugen.

Den Körper wieder in den Fettverbrennungsmodus zu versetzen, anstatt von Kohlenhydraten und Zucker abhängig zu sein, kann zu einer Gewichtsabnahme führen und alle Symptome lindern, die mit Insulinresistenz in Verbindung gebracht werden. Außerdem wird der Blutzucker stabilisiert, der Blutdruck wird gesenkt, Sie haben mehr Energie und erlangen die Kontrolle über Ihren Appetit zurück.

Unsere Körper sind eigentlich Fettverbrennungsmaschinen. Da wir verarbeitete, zuckerreiche Nahrung essen, sind wir jedoch abhängig geworden von Kohlenhydraten und Zucker als Energieversorger. Zum Abnehmen müssen Sie Ihre Hormone wieder ins Gleichgewicht bringen und Ihrem Körper die richtigen Rahmenbedingungen schaffen, damit er in einem als Ketose bekannten Prozess die gespeicherte Energie – das, was wir Körperfett nennen – verbrennt. Ketose ist der Zustand, wenn der Körper beginnt, gespeichertes Fett in Ketone umzuwandeln, um sie als Kraftstoff für die Zellen zu verwenden. Ketone entstehen als Nebenprodukte, wenn der Körper zur Energiegewinnung Fett abbaut.

Ihr Körper wird aber niemals in die Ketose kommen, wenn Sie viel Zucker und Kohlenhydrate verspeisen. Stattdessen nutzt Ihr Körper die Glukose aus den Kohlenhydraten als Kraftstoff und nicht das gespeicherte Körperfett. So bleiben Sie übergewichtig. Über das Fasten können Sie Ihren Körper jedoch dazu bringen, wieder gespeichertes Körperfett als Energielieferanten zu nutzen und dadurch so viel Gewicht zu verlieren, wie Sie wollen. Wenn Sie mit dem Fasten beginnen, wird der Körper zuerst sehr schnell die gespeicherte Glukose verbrennen. Innerhalb der nächsten 24 Stunden wird er dazu übergehen, das gespeicherte Körperfett abzubauen.

Viele Menschen fürchten, dass man beim Fasten Muskelmasse verliert. Beim Kurzzeitfasten über vier bis sechs Tage trifft das jedoch nicht zu. Tatsächlich zeigen Studien nach einer typischen 5-Tage-Fastenkur sogar eine leichte Zunahme der Muskelmasse. Das liegt am Anstieg der Wachstumshormone: Sie werden von der an der Hirnbasis liegenden Hirnanhangdrüse (Hypophyse) ausgeschüttet und spielen bei der Zellreparatur und dem Fettstoffwechsel eine Schlüsselrolle. Solange das gespeicherte Körperfett nicht aufgebraucht ist, werden Sie kein Protein aus dem Muskelgewebe verbrennen.

Warum funktioniert das Fasten?

Eine Methode, den Körper in die Ketose zu führen, ist eine kohlenhydratarme Ernährung. Eine andere Möglichkeit ist das Fasten. Es gibt verschiedene Formen des Fastens und es gibt einen richtigen und einen falschen Weg, den Körper durch Fasten in den Zustand der Ketose zu versetzen. Vollständiges Fasten ganz ohne Nahrung ist in der Tat nicht nötig und kann für Menschen mit Diabetes, chronischer Nierenerkrankung und anderen Gesundheitsbeschwerden sogar gefährlich sein.

Bei einer Diät besteht der Zweck des Fastens darin, weniger Kalorien aufzunehmen. Das Fasten hat jedoch eine ganze Bandbreite positiver Effekte – es unterstützt die Gewichtsreduktion, verlängert das Leben und verbessert die Gesundheit. Fasten ist effektiver als eine langfristige kalorienarme Diät. Mit regelmäßigem Kurzzeitfasten nehmen Sie besser ab, außerdem können Sie es leichter durchhalten und der Verlust von Muskelmasse bleibt aus.

Beim Fasten sinken Blutzucker- und Insulinspiegel, und dies löst die Freisetzung von fettverbrennenden Hormonen wie Glukagon und Adrenalin aus. Diese Hormone bewirken den Abbau von Triglyzeride genannten Fettsäuren, die im Fettgewebe gespeichert sind. Wenn Triglyzeride dann die Leber erreichen, werden sie für die Bildung von Ketonen genutzt. Steigt der Ketongehalt auf 7 bis 8 Millimol pro Liter (mmol/l), sind Sie offiziell in der Ketose und Ihr Körper beginnt, gespeichertes Fett in Ketone umzuwandeln, um sie als Kraftstoff für die Zellen zu nutzen. Mit Ketose-Teststäbchen oder -streifen lässt sich überprüfen, ob der Körper in der Ketose ist. Diese Stäbchen erkennen Ketone im Urin, kosten nicht viel, sind leicht zu handhaben und in den meisten Apotheken erhältlich. Das Ergebnis liegt binnen einer Minute vor.

Kalorien zu verringern und Sport zu treiben sind also nicht die sinnvollsten Abnehmmethoden. Durch Fasten oder das Reduzieren von Kohlenhydraten können Sie in die Ketose kommen, und dieser Trick bringt Ihren Körper dazu, mehr Fett zu verbrennen.

Die Vorzüge des Fastens

Wenn Sie mit Nahrung fasten:

- fördern Sie den Fettstoffwechsel (Gewichtsverlust) und die Autophagie, ein Verfahren des Körpers, mit dem beschädigte Zellen entsorgt werden, um Platz für neuere, gesündere Zellen zu schaffen. Die Autophagie verlangsamt den Alterungsprozess. Möglicherweise haben Sie schon einmal gehört, dass Autophagie so viel bedeutet wie »sich selbst verzehren«.

- hilft dies, den Blutdruck und den Cholesterinspiegel zu senken, den Blutzucker zu stabilisieren sowie die Darmgesundheit und die Haut zu verbessern.

- kommen Sie in den Genuss aller gesundheitlichen Vorteile des Fastens, aber ohne Hunger zu leiden, weil Sie mit genau festgelegten Nahrungsmitteln und Mengen fasten.

Dadurch ist Ihr Körper auch im Zustand des Fastens gut versorgt.

Das erwartet Sie

Mit meiner Apfelessig-Kur werden Sie abnehmen, die Muskeln erhalten und die fettverbrennenden Hormone Ihres Körpers aktivieren, sodass Ihr Körper sich selbst heilen kann.

Die Vorteile:

- Sie verlieren Fett, aber keine Muskelmasse.
- Ihr Bauchfett wird signifikant reduziert.
- Die Risikofaktoren für diverse Erkrankungen verringern sich.
- Sie können Heißhunger auf Süßigkeiten, Zucker und Kohlenhydrate besser widerstehen.
- Ihre Haut wirkt strahlender und jünger, ist weicher und gesünder.
- Sie haben mehr Energie und mentale Klarheit.
- Sie schlafen besser.

Die Nachteile:

- Manche Menschen fühlen sich während der ersten zwei bis drei Fastentage schwach.
- Viele haben aufgrund der verringerten Kalorienaufnahme während der ersten Tage Hunger.
- Es kann zu leichten Kopfschmerzen kommen, die nach den ersten drei Tagen nachlassen.
- Es können noch weitere Symptome auftreten, die wir in Kapitel 3 besprechen.

Neben der Apfelessig-Kur möchte ich Ihnen das Intervallfasten vorstellen. Bei dieser beliebten Fastenmethode werden nach einer gewissen Zeit ohne Essen die Mahlzeiten innerhalb bestimmter Zeitfenster genossen. Sie entwickeln also ein Ernährungsmuster, bei dem sich Phasen des Essens und Phasen des Fastens abwechseln. Beim Intervallfasten geht es nicht ums Kalorienzählen, sondern eher um das Timing der Mahlzeiten. Es wird zunächst einmal nicht vorgeschrieben, welche Nahrungsmittel Sie konsumieren dürfen, sondern lediglich, wann Sie etwas essen können. Das Ziel beim Intervallfasten ist, zu verhindern, dass der Körper Insulin produziert – deswegen sollten Sie während des Fastenzeitraums nichts verzehren.

Mehr Details zum Intervallfasten finden Sie in Kapitel 4.

Kapitel 2

Wie funktioniert die 7-Tage-Kur mit Apfelessig?

Das Programm »Schlank mit Apfelessig« besteht aus sechs Tagen, an denen Sie weniger Nahrung und dafür etwas Apfelessig zu sich nehmen. Der siebte Tag dient als Übergangstag nach dem Fasten. An den sechs Tagen trinken Sie Apfelessig und schränken zugleich die Kalorien ein. Statt wie bei einer traditionellen Fastenkur ganz auf feste Nahrung zu verzichten, essen Sie kleine Mengen, sodass Sie die therapeutischen Vorteile des Fastens genießen können, ohne zu hungern. Kurz gesagt: Sie reduzieren vorübergehend die Nahrungsmenge, die Sie normalerweise in sechs Tagen zu sich nehmen würden, um die gesundheitlichen Vorzüge wie erhöhte Fettverbrennung und verringerte Entzündungsprozesse zu erzielen.

Unsere Empfehlungen basieren auf einer gesunden Ernährungsmethode mit wenig Kohlenhydraten und Proteinen, aber mehr Fett. So bleibt der Körper mit Nährstoffen versorgt und kommt dennoch in den Genuss der gesundheitlichen Vorteile des Fastens. Denken Sie daran: Langzeitfasten kann schädlich sein, aber diese siebentägige Apfelessig-Kur ist ungefährlich und effizient.

Vorbereitung auf die 7-Tage-Kur »Schlank mit Apfelessig«

Vielleicht wird diese Kur eine der größten Herausforderungen Ihres Lebens, aber es lohnt sich absolut! Sie wird Sie spirituell, mental und körperlich gehörig beanspruchen. Sie lernen dabei, in Ihren Essgewohnheiten disziplinierter zu sein, und verbessern ganz generell Ihr Verhältnis zum Essen.

»Schlank mit Apfelessig« wirkt sich positiv auf Ihre Gesundheit aus und ermöglicht es Ihnen, schnell ein paar Kilos abzuspecken. Natürlich wird es dabei Momente geben, in denen Sie frustriert aufgeben möchten, aber wenn Sie durchhalten, wird Ihr Körper Sie für Ihre Mühen belohnen. Nach diesen sieben Tagen können Sie stolz auf sich sein und sich über Ihre Erfolge freuen.

Bevor Sie loslegen, ist es wichtig, sich mental auf dieses Abenteuer vorzubereiten. Machen Sie sich während der Kur jeden Tag bewusst, warum Sie angefangen haben und was Ihre Ziele sind: gesund zu werden und abzunehmen. Sie schaffen das! Sie können aktiv etwas für Ihre Gesundheit und das Erreichen Ihres Wunschgewichts tun und sich dann über Ihren Traumkörper freuen.

Tipps zur Vorbereitung auf die 7-Tage-Kur »Schlank mit Apfelessig«

- Stärken Sie Ihren Körper eine Woche vor dem Start mithilfe von Proteinshakes, -pulver oder -drinks mit zusätzlichem Protein. Zwei Messbecher Ihres Lieblingsproteinpulvers pro Tag sollten ausreichen.

- Kaufen Sie die wichtigsten Nahrungsergänzungsmittel (dazu später in diesem Kapitel mehr), die Sie für die Kur brauchen. Sie sind entscheidend für den Erfolg und das Wohlfühlen während der Kur.

- Die Tageskalorienmenge der ersten sechs Tage kann auf Frühstück, Mittagessen und Abendessen oder aber auf zwei Mahlzeiten und einen Snack verteilt werden. »Schlank mit Apfelessig« ist sehr flexibel.

- Essen Sie alles innerhalb von zwölf Stunden, zum Beispiel zwischen 7 und 19 Uhr oder zwischen 9 und 21 Uhr. Zwei bis drei Stunden vor dem Schlafengehen sollten Sie nichts mehr verzehren. Wenn Sie also um 22 Uhr zu Bett gehen, sollten Sie ab 19 oder 20 Uhr nichts mehr konsumieren.

- Anders als bei anderen Kuren können Sie – falls nötig – pro Tag eine Tasse Kaffee oder koffeinhaltigen grünen Tee trinken, ideal sind jedoch koffeinfreie Kräutertees.

- Ich empfehle Ihnen auch, während der gesamten sieben Tage auf intensiven Sport, ausgiebiges heißes Duschen oder lange Sonnenbäder zu verzichten. Damit ersparen Sie dem Körper während des Entschlackens und Fastens zusätzlichen Stress.

Messen und Fotografieren

Wiegen Sie sich am ersten Tag und messen Sie Brust-, Taillen- und Hüftumfang. Notieren Sie diese Werte mit dem Datum.

Manche Menschen verlieren eher Gewicht, bei anderen merkt man die Veränderung am Umfang, deshalb ist es wichtig, all diese Werte festzuhalten. Die meisten nehmen in sieben Tagen mit der Apfelessig-Kur zwischen 2,5 und 7 Kilo ab.

Machen Sie als Nächstes Fotos von Ihrem ganzen Körper und Ihrem Gesicht, in Nahaufnahme. Damit können Sie die körperlichen Veränderungen dokumentieren. Oft bemerken Sie Unterschiede auch in der Färbung der Augäpfel, die Augen sind weniger verquollen und dunkle Ringe gehen zurück. Sie können Ihren Fortschritt nicht nur anhand des Gewichts auf der Waage überwachen, sondern daran, wie Sie insgesamt aussehen und sich fühlen. Abgesehen von den Ergebnissen auf der Waage können Sie sich über Veränderungen freuen, die zeigen, dass Sie Ihrem Ziel einer allgemein besseren Gesundheit näherkommen. Sie sollten also Ihren Erfolg nicht nur an der Zahl auf der Waage messen.

Vergessen Sie nicht: Es geht bei dieser Kur nicht nur ums Abnehmen, sondern auch darum, gesund zu werden. Deshalb sollten Sie auch auf Ihr Energielevel, die Verdauung, Stimmungen, die mentale Verfassung und die Haut achten. Sie können sowohl in puncto Gewichtsreduzierung als auch gesundheitlich viel Positives erreichen. Lassen Sie sich nicht von der Waage entmutigen, sie ist nicht Ihr Feind! Ihr Gewicht kann im Laufe der Kur schwanken. Am Ende werden Sie aber sicher weniger wiegen.

Grundsätzliches

Im Folgenden erhalten Sie konkrete Empfehlungen für die Auswahl der Lebensmittel und Ihren Speiseplan für die 7-Tage-Kur »Schlank mit Apfelessig«. Zunächst jedoch einige grundsätzliche, einfache Richtlinien, an denen Sie sich in den nächsten sieben Tagen orientieren können. Sie verzehren während dieser Woche Nahrungsmittel mit wenig Proteinen, mäßig viel Kohlenhydraten und mäßig viel Fetten, aber kein Fleisch und wenig andere tierische Produkte.

- Ungefähr 50 Prozent der Kalorien stammen aus gesunden Fetten, die in Olivenöl, Mandeln, Macadamianüssen oder anderen Nüssen und Saaten enthalten sind.

- Etwa 45 Prozent Ihrer Kalorien kommen aus komplexen Kohlenhydraten pflanzlicher Herkunft; dazu verzehren Sie Tomaten, Brokkoli, Süßkartoffeln und andere zur Auswahl stehende Nahrungsmittel aus den folgenden Speiseplänen.

- Etwa 5 Prozent der Kalorien stammen aus pflanzlichen Proteinquellen.

- Sie reduzieren die Zuckermenge in Ihrer Ernährung täglich.

- Sie nehmen täglich vor den Mahlzeiten oder vor dem Schlafengehen Apfelessig zu sich.

DIE TÄGLICHE KALORIENMENGE

TAG 1	TAG 2	TAG 3	TAG 4	TAG 5	TAG 6	TAG 7
1200 kcal	1200 kcal	800 kcal	800 kcal	800 kcal	800 kcal	Übergangstag

115 Kilo und mehr

Wenn Sie über 115 Kilo wiegen, dürfen Sie die Kalorienmenge an Tag 1 und 2 auf 1400 und an Tag 3 bis 6 auf 1000 erhöhen. Sollten Sie mehr Kalorien benötigen, so achten Sie darauf, dass Sie das zu sich nehmen, was Ihr Körper braucht. Für die meisten Menschen ist jedoch der oben angegebene Kalorienwert einfach und leicht einzuhalten.

TAG 1 UND 2: 1200 KCAL

- 600 kcal aus gesunden Fetten (Nüsse, Olivenöl)
- 575 kcal aus komplexen Kohlenhydraten
  (Gemüse wie Brokkoli, Tomaten, Süßkartoffeln usw.)
- 25 kcal aus Proteinen auf pflanzlicher Basis

TAG 3 BIS 6: 800 KCAL

- 400 kcal aus gesunden Fetten (Nüsse, Olivenöl)
- 375 kcal aus komplexen Kohlenhydraten
  (Gemüse wie Brokkoli, Tomaten, Süßkartoffeln usw.)
- 25 kcal aus Proteinen auf pflanzlicher Basis

TAG 7: ÜBERGANGSTAG

Die Speisepläne

Sie haben für alle sieben Tage der Entschlackungskur mehrere Wahlmöglichkeiten – gut, oder?

1A: TAG 1 UND 2, SPEISEPLAN A

- 65 g Instant-Haferflocken, reichlich Wasser, etwas Salz (für den Haferbrei), 2 gestr. TL Butter (300 kcal)

- 270 g Karotten (etwa 18 Babykarotten) (70 kcal)

- Spinat-Mandel-Salat: 300 g Spinat, 15 g geröstete Mandelstifte, 2 TL leichte Balsamico-Vinaigrette (145 kcal). Anmerkung: Später am Tag essen Sie diesen Salat ein zweites Mal.

- 55 g (ungefähr 24) Macadamianüsse (404 kcal)

- Spinat-Mandel-Salat: 300 g Spinat, 15 g geröstete Mandelstifte, 2 TL leichte Balsamico-Vinaigrette (145 kcal)

- 40 g (ungefähr 45) fettfrei geröstete Erdnüsse (242 kcal)

- 400 ml Gemüsesaft (50 kcal)

- JJs original Apfelessig-Detox-Drink (10 kcal)

  Gesamtmenge: 1366 kcal

1B: TAG 1 UND 2, SPEISEPLAN B

- 2 Rühr- oder Spiegeleier, 1 EL Olivenöl nativ extra, etwas Salz (270 kcal)

- 50 g Avocadomus (100 kcal)

- Spinat-Erdbeer-Salat: 300 g Spinat, 15 g gehackte Pekannüsse, 40 g Erdbeeren in Scheiben, 2 EL leichte Balsamico-Vinaigrette (185 kcal). Anmerkung: Später am Tag essen Sie diesen Salat ein zweites Mal.

- 400 ml Gemüsesaft (50 kcal)

- Spinat-Erdbeer-Salat: 300 g Spinat, 15 g gehackte Pekannüsse, 40 g Erdbeeren in Scheiben, 2 EL leichte Balsamico-Vinaigrette (185 kcal)

- 55 g (etwa 24) Macadamianüsse (404 kcal)

- JJs original Apfelessig-Detox-Drink (10 kcal)

  Gesamtmenge: 1204 kcal

2A: TAG 3 BIS 6, SPEISEPLAN A

- 2 Rühr- oder Spiegeleier, 1 EL Olivenöl nativ extra, etwas Salz (270 kcal)

- 100 g Erdbeeren und 130 g Blaubeeren (85 kcal)

- 250 ml ungesüßter Mandeldrink (30 kcal)

- 50 g Avocadomus (100 kcal)

- 400 ml Gemüsesaft (50 kcal)

- 220 g gedünsteter Brokkoli (50 kcal)

- Spinat-Mandel-Salat: 300 g Spinat, 15 g geröstete Mandelstifte, 2 TL leichte Balsamico-Vinaigrette (145 kcal)

- 200 g Blaubeeren (80 kcal)

- JJs original Apfelessig-Detox-Drink (10 kcal)

  Gesamtmenge: 820 kcal

2B: TAG 3 BIS 6, SPEISEPLAN B

- 40 g Instant-Haferflocken, reichlich Wasser, etwas Salz (für den Haferbrei) (150 kcal)

- 400 ml Gemüsesaft (50 kcal)

- 30 g (ungefähr 23) fettfrei geröstete Mandeln (170 kcal)

- ½ mittelgroße Banane (50 kcal)

- 25 g (ungefähr 10) fettfrei geröstete Macadamianüsse (180 kcal)

- Spinat-Mandel-Salat: 300 g Spinat, 15 g geröstete Mandelstifte, 2 TL leichte Balsamico-Vinaigrette (145 kcal)

- 140 g Blaubeeren (60 kcal)

- JJs original Apfelessig-Detox-Drink (10 kcal)

  Gesamtmenge: 815 kcal

2C: TAG 3 BIS 6, SPEISEPLAN C

- 65 g Instant-Haferflocken, reichlich Wasser, etwas Salz (für den Haferbrei), 2 gestr. TL Butter (300 kcal)

- 350 g TK-Spinat (60 kcal)

- 150 g Erdbeeren (50 kcal)

- 40 g (etwa 45) fettfrei geröstete Erdnüsse (242 kcal)

- 1 mittelgroße im Ofen gebackene Süßkartoffel, 1 gestr. TL Butter (135 kcal)

- 50 g Avocadomus (100 kcal)

- 400 ml Gemüsesaft (50 kcal)

- 75 g Blaubeeren (30 kcal)

- JJs original Apfelessig-Detox-Drink (10 kcal)

  Gesamtmenge: 977 kcal

TAG 7: ÜBERGANGSTAG

Am letzten Tag konsumieren Sie leichte Mahlzeiten wie Suppen, Gemüse, Salate oder grüne Smoothies. Achten Sie darauf, komplexe Kohlenhydrate zu sich zu nehmen (Gemüse, Obst usw.) und essen Sie auch an diesem Tag möglichst wenig Fisch, Fleisch, gesättigte Fettsäuren, Gebäck, Käse, Milch usw. Im Prinzip geht es darum, gesunde Dinge zu verzehren, tierische und verarbeitete Produkte weitgehend zu meiden und sich auf die oben genannten wohltuenden Alternativen zu konzentrieren. Mögen Sie grüne Smoothies? Dann ist dies der perfekte Tag dafür.

In Kapitel 4 erfahren Sie einiges darüber, wie Sie Ihren Erfolg nach dem siebten Tag fortsetzen können.

Wichtig ist, sich am siebten Tag nicht sofort wieder auf Essen zu stürzen! Kehren Sie innerhalb der nächsten zwölf Stunden allmählich zu Ihren üblichen Speisen zurück – Bauchspeicheldrüse und Leber müssen sich nach sechs Fastentagen erst wieder umgewöhnen.

Die Fatburner-Suppe ist ein ideales Gericht für den letzten Tag. Sie steckt voller »Nährstoffbomben« wie Süßkartoffeln, Spinat, Knoblauch, Karotten und Tomaten. Sie bringt den Säure-Basen- sowie den Natrium-Kalium-Haushalt in den Organen und Drüsen des Körpers wieder ins Gleichgewicht und spült gewissermaßen das Fett weg. Die Superfoods in dieser Suppe enthalten Antioxidantien und Ballaststoffe, die dabei helfen, Gifte und in der Folge Fett aus dem Körper zu entfernen. Außerdem wärmt die Suppe und ist wunderbar wohltuend.

Fatburner-Suppe

1 mittelgroße Süßkartoffel,
  geschält, klein gewürfelt

3 Karotten, geschält, geputzt
  und in Scheiben geschnitten

1 Stange Staudensellerie,
  gewaschen, gewürfelt

1 kleine weiße Zwiebel, geschält,
  gewürfelt

1 TL gehackter Knoblauch
  (1 Zehe)

¼ TL Meersalz oder nach
  Belieben

½ TL schwarzer Pfeffer

1–2 Prisen Piment

1 TL Paprikapulver

2 Lorbeerblätter

850 g Kidney- oder Navybohnen
  aus der Dose, abgespült,
  abgetropft

1 l salzarme Gemüsebrühe

400 g stückige Tomaten aus
  der Dose (ungesalzen)

ca. 500 g Babyspinat,
  gewaschen

1 TL natives Olivenöl extra,
  zum Servieren (optional)

1. Süßkartoffel, Karotten, Sellerie, Zwiebel, Knoblauch, Salz, Pfeffer, Piment, Paprikapulver, Lorbeerblätter, Bohnen, Brühe und Tomaten in einen Schongarer oder einen großen Topf geben. Deckel auflegen und Suppe bei niedriger Hitze 6–8 Stunden köcheln lassen.

2. Spinat hinzugeben und in weiteren 5–7 Minuten zusammenfallen lassen.

3. Suppe in Teller füllen und falls gewünscht mit etwas Olivenöl besprenkeln – das unterstreicht den Geschmack und der Körper nimmt die Nährstoffe besser auf.

Soll die Suppe dicker sein, etwas Gemüse mit einer Gabel zerdrücken, wenn es schon weich ist (normalerweise nach 5–7 Stunden). Oder Sie schöpfen ein wenig von der Brühe ab. Die meisten genießen die Suppe aber so, wie sie ist.

Nach der 7-Tage-Kur »Schlank mit Apfelessig« können Sie zum Intervallfasten übergehen. Dabei wechseln sich Essphasen und Fastenzeiten ab. Details dazu finden Sie in Kapitel 4.

Schlank mit Apfelessig – Getränke

Das Programm »Schlank mit Apfelessig« lässt sich wunderbar flexibel gestalten. Folgendes können Sie trinken:

- täglich den Apfelessig-Detox-Drink (auf der nächsten Seite finden Sie das Rezept für das wichtigste Getränk bei dieser Kur)
- viel Wasser (nicht aromatisiert)
- koffeinfreie Kräutertees
- eine Tasse Kaffee oder grünen Tee pro Tag mit einem Spritzer einer Milchalternative und Stevia

UND DAS IST VERBOTEN

- Alkohol
- Limonaden, auch Diätlimonaden
- Säfte
- Kokoswasser
- Kuhmilch

Der tägliche Apfelessig-Detox-Drink

Ich habe zwei Rezepte für den Apfelessig-Detox-Drink entwickelt.

JJs original Apfelessig-Detox-Drink

Dieser Drink lässt unangenehme Völlegefühle, Verdauungsstörungen und Bauchspeck verschwinden!

2 EL Apfelessig
etwas Cayennepfeffer

1 Spritzer Zitronensaft
Stevia nach Belieben (optional)

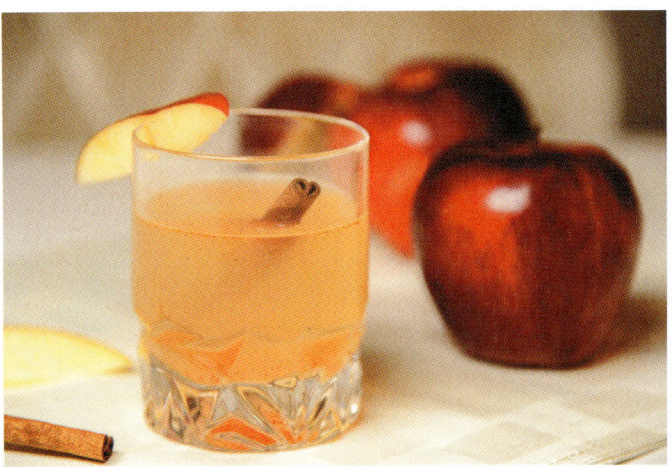

1. Ein Einmachglas oder Trinkglas mit 200–300 ml Wasser füllen.

2. Essig, Cayennepfeffer, Zitronensaft und Stevia (falls verwendet) hinzugeben.

3. Umrühren und trinken; die nicht verwendete Menge im Kühlschrank aufbewahren.

Stevia können Sie nach Geschmack dosieren. Nehmen Sie aber keinen Honig – er liefert natürlichen Zucker und das kann Ihren Abnehmerfolgen zuwiderlaufen.

22 Beeren-Apfelessig-Drink

Wenn Ihnen der Geschmack des originalen Apfelessig-Detox-Drinks nicht zusagt, kosten Sie diese Variante.

2 EL Apfelessig
2 EL gemischte Beeren, püriert

1 TL Zitronensaft
Stevia nach Belieben (optional)

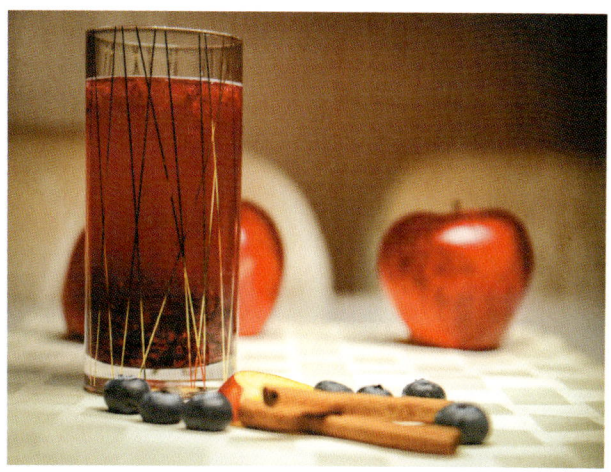

1. Ein Einmachglas oder Trinkglas mit 200–300 ml Wasser füllen.

2. Essig, Beeren, Zitronensaft und Stevia (falls verwendet) hinzugeben.

3. Umrühren und trinken. Die nicht verwendete Menge im Kühlschrank aufbewahren.

BEISPIEL FÜR EINEN SPEISEPLAN FÜR DIE 7-TAGE-KUR »SCHLANK MIT APFELESSIG«

TAG	SPEISEPLAN	GETRÄNKE	NAHRUNGSERGÄNZUNGSMITTEL
Tag 1	1B	Apfelessig-Drink, Kaffee, Kräutertee, Wasser	Elektrolyte, Omega-3, Vitamin-B-Komplex
Tag 2	1B	Apfelessig-Drink, Kaffee, Kräutertee, Wasser	Elektrolyte, Omega-3, Vitamin-B-Komplex
Tag 3	2A	Apfelessig-Drink, Kaffee, Kräutertee, Wasser	Elektrolyte, Omega-3, Vitamin-B-Komplex
Tag 4	2B	Apfelessig-Drink, Kaffee, Kräutertee, Wasser	Elektrolyte, Omega-3, Vitamin-B-Komplex
Tag 5	2A	Apfelessig-Drink, Kaffee, Kräutertee, Wasser	Elektrolyte, Omega-3, Vitamin-B-Komplex
Tag 6	2B	Apfelessig-Drink, Kaffee, Kräutertee, Wasser	Elektrolyte, Omega-3, Vitamin-B-Komplex
Tag 7	Fatburner-Suppe	Apfelessig-Drink, Kaffee, Kräutertee, Wasser	Elektrolyte, Omega-3, Vitamin-B-Komplex

TRAGEN SIE IN FOLGENDE TABELLE IHREN PERSÖNLICHEN SPEISEPLAN EIN

TAG	SPEISEPLAN	GETRÄNKE	NAHRUNGSERGÄNZUNGSMITTEL

Für wen ist die Kur »Schlank mit Apfelessig« nicht geeignet?

Die Kur empfiehlt sich nicht wirklich für:

- schwangere Frauen,
- Menschen über 70, es sei denn, sie sind in extrem guter gesundheitlicher Verfassung,
- Menschen mit Leber- oder Nierenerkrankungen,
- untergewichtige und an Magersucht leidende Personen mit extrem niedrigem BMI,
- Sportler in Wettkampf- oder intensiven Trainingsphasen.

Wichtiger Hinweis

Konsultieren Sie unbedingt einen Arzt, bevor Sie mit der Kur beginnen, wenn Sie:

- Insulin oder Blutzucker senkende Medikamente einnehmen oder
- an Bluthochdruck, Krebs, einer kardiovaskulären, einer neurodegenerativen oder einer Autoimmunerkrankung leiden.

Wie oft kann man die 7-Tage-Kur »Schlank mit Apfelessig« durchführen?

- Wer übergewichtig oder fettleibig ist, sollte am besten einmal im Monat das Programm durchlaufen.
- Bei normalem Gewicht, aber diversen gesundheitlichen Beschwerden, empfiehlt sich alle zwei Monate eine Kur.
- Wer gesund ist, keine größeren Beschwerden und außerdem sein Idealgewicht hat, der kann alle drei Monate eine Kurphase einlegen.

Unterstützende Nahrungsergänzungsmittel

Im Folgenden sind Nahrungsergänzungsmittel aufgeführt, die ich sehr empfehlen kann. Sie sorgen dafür, dass Sie nicht unter Nährstoffmangel leiden, und minimieren leidige Detox-Symptome. Sie finden eine große Auswahl dieser Produkte in Naturkostläden, Reformhäusern, Drogeriemärkten, Apotheken und natürlich im Internet.

- Ein Mineral-/Elektrolytpräparat sorgt dafür, dass spezifische Körperfunktionen optimal funktionieren.
- Mit einem Omega-3-Präparat führen Sie während der Kur herzgesunde Fette zu.
- Ein Vitamin-B-Komplex hilft Ihnen, den ganzen Tag über ein gesundes Energielevel aufrechtzuerhalten.
- Superfood-Pulver liefern zusätzlich Mikronährstoffe (optional).

ZUTATENLISTE FÜR DIE KUR »SCHLANK MIT APFELESSIG«

- Instant-Haferflocken/ ungesüßter Haferbrei
- Eier
- frischer Spinat
- Karotten
- Brokkoli
- Süßkartoffeln
- Avocados
- Erdbeeren
- Blaubeeren
- Bananen
- Mandeln (auch gestiftelt), Macadamianüsse (fettfrei geröstet), Erdnüsse (fettfrei geröstet), Pekannüsse (gehackt)
- Spinat
- Staudensellerie
- Zwiebel
- Knoblauch
- Kidneybohnen
- stückige Tomaten
- Olivenöl nativ extra
- Gemüsesaft
- leichte Balsamico-Vinaigrette
- Apfelessig

Optional

- ungesüßter Mandeldrink
- Stevia
- Zitronensaft
- Cayennepfeffer
- Butter

Optional, aber sehr zu empfehlen

Nahrungsergänzungsmittel (Elektrolyte, Omega-3-Fettsäuren und Vitamin-B-Komplex)

Kapitel 3

JJs Erfolgstipps

In diesem Kapitel möchte ich Ihnen ein paar Tipps geben, die Ihnen dabei helfen, mit der 7-Tage-Kur »Schlank mit Apfelessig« die bestmöglichen Resultate zu erzielen.

Vorbereitung ist der Schlüssel zum Erfolg. Zunächst einmal sollten Sie sich mindestens eine Woche vor Kurbeginn schon damit beschäftigen. Lesen Sie das Buch einmal durch, um alle Informationen zu erhalten, und kaufen Sie die Nahrungsergänzungspräparate ein. Mit der Einnahme der Ergänzungsmittel fangen Sie dann auch eine Woche vor Beginn der eigentlichen Kur an. Kurz bevor Sie mit der Kur starten, kaufen Sie die benötigten Lebensmittel ein. All diese Maßnahmen erleichtern Ihnen den Einstieg und garantieren beste Ergebnisse.

Nur kein Stress! »Schlank mit Apfelessig« ist ein sehr flexibles Programm. Es gibt jeden Tag verschiedene Möglichkeiten für Ihren Speiseplan. Sie können die vorgegebenen Nahrungsmittel auf drei Mahlzeiten verteilt essen oder in zwei Mahlzeiten plus Snacks, je nachdem, was besser in Ihren Tagesablauf passt. Sie müssen sich nicht auf die exakte Anzahl Kohlenhydrate, Proteine und Fette fixieren, denn die Speisepläne sind schon so ausgelegt, dass die Makronährstoffmenge enthalten ist, die beste Ergebnisse garantiert. Wichtigster Faktor: Sie sollten alles innerhalb von zwölf Stunden verspeisen, zum Beispiel zwischen 7 und 19 Uhr oder zwischen 9 und 21 Uhr. Denken Sie daran, später am Abend nichts mehr zu essen. Gönnen Sie Ihrem Körper vor dem Schlafengehen zwei bis drei essfreie Stunden.

In der Ruhe liegt die Kraft. Ich empfehle, an den gesamten sieben Tagen auf intensives Sporttraining und ausgiebige Sonnenbäder zu verzichten und nicht lange heiß zu duschen. Sportler in intensivem Training oder in Wettkämpfen sollten ganz auf die Kur »Schlank mit Apfelessig« verzichten. Leichte sportliche Betätigung wie Spazierengehen oder Heilyoga ist jedoch sehr gut.

Erhöhen Sie eine Woche vor Beginn die Proteinaufnahme. Um die richtige Nährstoffbalance zu gewährleisten, sollten Sie die Proteinaufnahme vor Beginn der Apfelessig-Kur erhöhen. Eine einfache Möglichkeit, um mehr Proteine, aber nicht mehr Kalorien aufzunehmen, ist Proteinpulver. Rühren Sie an den sieben Tagen vor der Kur täglich zwei Messbecher Ihres Lieblingsproteinpulvers in Wasser an und trinken Sie das, das müsste reichen.

Steigen Sie nicht andauernd auf die Waage. Bei jeder Detox- oder Fastenkur variiert das Gewicht von Tag zu Tag. Das ist völlig normal. Die Gewichtsschwankungen werden durch drei Dinge im Körper bedingt: Muskeln, Fett und Wasser. Die Muskeln sind am schwersten – das ist der Grund, warum Sie, wenn Sie Sport treiben und Muskeln aufbauen, an Gewicht zunehmen. Dennoch ist es gut, wenn Sie Muskeln bilden, denn so wird den ganzen Tag über mehr Fett verbrannt.

Für Frauen ist Wasser der größte Übeltäter; das liegt an unseren Hormonen. Viele von uns nehmen während ihres Menstruationszyklus gut 2 bis zu knapp 5 Kilo an Wassergewicht zu.

Bei manchen Menschen bewirkt auch zu viel Salz Wassereinlagerungen im Gewebe, sodass sie mehr wiegen und aufgebläht und aufgedunsen wirken. Machen Sie sich also keine Sorgen, wenn Ihr Gewicht ein wenig auf und ab schwankt (nur wenn es sich konstant nach oben bewegt, ist das problematisch). Sie könnten sich auch eine Körperanalysewaage zulegen, die Ihnen nicht nur Ihr Gewicht verrät, sondern auch den prozentualen Anteil von Muskeln, Fett und Wasser in Ihrem Körper. Für Sportler ist das sehr hilfreich.

Trinken Sie viel Wasser. Nehmen Sie täglich mindestens 1800 Milliliter Wasser zu sich, denn das hilft, Gifte auszuspülen. Wenn Sie so viel Wasser trinken, werden Sie zu Beginn der Kur häufig zur Toilette müssen, und das ist gut so. Eine ungefähre Regel lautet: 30 Milliliter Flüssigkeit pro Kilo Körpergewicht. Wenn Sie also zum Beispiel 65 Kilo wiegen, kommen Sie auf etwa 2 Liter Flüssigkeit.

Bevorzugen Sie koffeinfreie Kräutertees. Kräutertees sind ein wichtiger Zusatz im Rahmen Ihrer Kur. Sie dämpfen nicht nur den Hunger, sie können auch die Stoffwechselprozesse im Körper unterstützen. Gut geeignete Kräutertees sind Kamille, Pfefferminze, Löwenzahnwurzel, Ingwer, Mariendistel, Stechwinde und Ginseng.

Eine rege Darmtätigkeit ist erwünscht. Während sich Ihr Körper an die Veränderungen im Rahmen der Kur gewöhnt, braucht Ihr Verdauungssystem an den ersten Tagen möglicherweise ein wenig Unterstützung. Im Idealfall sollten Sie ein- bis dreimal pro Tag Stuhlgang haben, niemals aber weniger als einmal.

Wenn Sie länger als 24 Stunden keinen Stuhlgang hatten, gibt es zwei Methoden, um den Darm zu aktivieren.

Methode 1: Die Salzwasserspülung. Hierbei trinken Sie in Wasser gelöstes, nicht jodiertes Salz. Rühren Sie 2 Teelöffel Salz in 225 Milliliter Wasser ein, so ist der Geschmack erträglich. Trinken Sie sofort danach drei weitere Gläser mit 225 Milliliter Wasser. Machen Sie dies gleich als Erstes am Morgen auf nüchternen Magen. Innerhalb von einer halben bis einer ganzen Stunde werden Sie mehrere Stuhlgänge haben.

Methode 2: Mittel, die beim Entsorgen von altem Stuhl aus dem Dickdarm Wunder wirken, sind Magnesium-Sauerstoff-Präparate. Verwenden Sie sie entsprechend den Herstellerangaben, dann können Sie sich auf einen ausgiebigen Stuhlgang freuen. Viele meiner Klienten reinigen Ihren Darm regelmäßig damit.

Machen Sie sich Gedanken über das sogenannte emotionale Essen. Die eingeschränkte Nahrungszufuhr während der Diät mit Apfelessig kann für Frustesser eine besondere Herausforderung darstellen. Deshalb ist es sinnvoll, sich damit auseinanderzusetzen und die eigene Beziehung zum Essen zu verbessern. Damit Sie mit Ihren Gefühlen zurechtkommen, müssen Sie zunächst begreifen, dass die schlechten Erfahrungen, die Sie in Ihrem Leben gemacht haben, jahrelang in Ihrem Kopf weiterexistieren. Oft wird dann versucht, diese Gefühle zu unterdrücken, und deswegen werden sie nie richtig verarbeitet. Jetzt ist die Zeit gekommen, um sich nicht mehr mit Essen zu trösten, zu beruhigen oder von unangenehmen Erfahrungen und Gefühlen abzulenken.

Traurige oder schmerzliche Erfahrungen sind Lektionen, die wir lernen müssen, damit wir wachsen und reifen können – sie sollen aber nicht jahrein, jahraus im Kopf präsent bleiben. Genauso wie wir unseren Körper von Giften reinigen können, können wir ihn auch von schädlichen Gefühlen reinigen. Statt zu essen, um sich von schlechten Gefühlen abzulenken, müssen wir sie verarbeiten und beseitigen, so, wie der Körper es mit Nahrung macht: Er nimmt sich die Nährstoffe, die er braucht, und entsorgt den Rest.

Wenn Sie in diesem Zusammenhang Probleme haben, können Sie erwägen, sich an einen Therapeuten zu wenden.

So kann es Ihnen gelingen, das emotionale Essen und andere Phänomene, die Sie davon abhalten, Ihr Wunschgewicht zu erreichen, in den Griff zu bekommen.

Holen Sie sich Unterstützung von der Familie und von Freunden. Unsere Essgewohnheiten sind stark von unserer Kultur und von Menschen, die uns nahestehen, beeinflusst. Denken Sie an die Menschen, mit denen Sie am häufigsten essen: Familie, Freunde und Partner. Für viele von uns dient das Essen dem Vergnügen: Wir treffen uns, um gemeinsam zu essen, zu feiern und uns so unsere Zuneigung zu zeigen. Viele Menschen ernähren sich so lange gesund, bis sie mit ihrer Familie und ihren Freunden zusammen sind. Deshalb haben unsere Lieben auch einen großen Einfluss darauf, ob es uns gelingt, unsere Gewohnheiten zu verändern und einen gesunden Lebensstil anzunehmen. Oft fordern sie uns zum Schlemmen auf oder beruhigen uns, dass wir schön sind und keine Diät brauchen.

Wenn wir einem uns nahestehenden Menschen erzählen, dass wir der Gesundheit wegen etwas ändern möchten, wird die Reaktion darauf eine Auswirkung darauf haben, ob wir es schaffen oder scheitern. Studien belegen, dass Menschen, die keine Unterstützung aus ihrem Umfeld erfahren, weniger Erfolg beim Erreichen ihrer Lebensziele haben. Wenn Sie einem Familienmitglied sagen, dass Sie abnehmen möchten, ist es ganz wichtig, dass die Person Ihnen Unterstützung und Ermutigung entgegenbringt. Sie muss verstehen, dass Ihr neuer Lebensstil Ihnen wichtig ist. Für Sie wird es wesentlich schwerer, wenn Ihr Umfeld das Gegenteil von dem macht, was Sie versuchen, oder wenn Ihre Essensauswahl kritisiert wird. Solche Unstimmigkeiten führen dann zu Stress und Spannungen in der Beziehung. Idealerweise entscheidet sich das Familienmitglied dazu, sein Verhalten gemeinsam mit Ihnen zu verändern. So können Sie gegenseitig Verantwortung füreinander übernehmen.

Es ist natürlich auch sehr hilfreich, sich mit anderen auszutauschen, die dieselbe Kur absolvieren. Schließen Sie sich dazu meiner Facebook-Gruppe https://www.facebook.com/groups/Green-Smoothie-Cleanse an (eine englischsprachige Gruppe). So lernen Sie Gleichgesinnte kennen und können von mir und Tausenden anderen Tipps bekommen.

Alle zwei Monate beginnen wir eine 7-Tage-Kur »Schlank mit Apfelessig«.

Ertragen Sie es, sich anfangs unwohl zu fühlen. In den ersten zwei oder drei Tagen können Sie müde, hungrig und reizbar sein. Das ist normal, damit sollten Sie rechnen. Aber Sie wissen ja, dass Ihr Körper jeden Tag genügend Nährstoffe bekommt. Überlegen Sie, was abgesehen von Essen Ihre Zufriedenheit steigern könnte. Sie müssen es schaffen, Ihren Körper durch diesen siebentägigen Prozess zu bringen, um ungesunde Essgewohnheiten zu durchbrechen. Ihr Körper hat normalerweise die Fähigkeit, sein Idealgewicht zu halten, wenn Sie gesund leben. Mit der Zeit werden Sie mehr Energie bekommen und der Wunsch nach Essen wird schwächer. Sie werden auch lernen, maßvoll zu essen, denn Sie trainieren Ihrem Körper bessere Essgewohnheiten an. Lassen Sie sich auf diesen Prozess ein, akzeptieren Sie anfängliches Unwohlsein und lassen Sie sich von Ihrem Körper für Ihre Anstrengungen belohnen.

Halten Sie die täglichen Speisepläne wie vorgegeben ein. Befolgen Sie strikt die täglichen Essenspläne, um die Kur unschädlich, einfach und so effizient wie möglich zu gestalten. Es gibt ja für jeden Tag Auswahlmöglichkeiten. Vielleicht stellen Sie dabei auch fest, dass Ihnen bestimmte Lebensmittel gut schmecken, von denen Sie gar nicht wussten, dass Sie sie mögen. Mit jedem Tag werden Sie disziplinierter, konzentrierter und stärker werden. Wenn Sie auf eines der Nahrungsmittel aus dem Speiseplan allergisch reagieren, ersetzen Sie es durch ein anderes von dem entsprechenden Tagesplan. Achten Sie darauf, dass die Kalorienzahl gleich bleibt, damit Sie Ihr tägliches Kalorienlimit nicht überschreiten.

Sehen Sie sich positiv. Gedanken und Gefühle werden zu Handlungen und Handlungen zu Realität. Bedenken Sie, dass Sie ein neues Kapitel in Ihrem Leben aufschlagen. Ich möchte Sie wirklich dazu ermutigen, Ihr Abenteuer zu beginnen. Immer wieder höre ich die Fragen »Wie fange ich am besten an?« oder »Wie erreiche ich mein Ziel?«. Nun, zunächst einmal sollten Sie eine positive Sicht auf sich selbst entwickeln. Sie müssen aufhören, negativ über sich zu denken und zu reden. Sie sind nicht fett, faul, hässlich oder krank. Ihr wahres Ich ist von Natur aus dünn, schön und gesund. Wenn Sie negative Gedanken haben, zieht das negative Menschen und Entwicklungen an. Wenn Sie sagen, dass Sie sicher nicht abnehmen werden, dann haben Sie recht – Sie werden nicht abnehmen. Wenn Sie aber fest glauben, dass Sie abnehmen können, dann wird Ihr Unterbewusstsein das auch tun und anfangen, Ihre Handlungen in Richtung Abnehmen zu lenken.

Konzentrieren Sie sich auf Ihre Gesundheit, dann müssen Sie sich keine Sorgen um Ihr Gewicht machen. Wenn Sie die Kur nur machen, um schnell Gewicht zu verlieren, dann übersehen Sie dabei die ganzen anderen Vorteile. Lassen Sie nicht zu, dass die Waage Ihr Feind wird! Die meisten Menschen nehmen bei diesem Programm zwischen 2 und 7 Kilo ab. Davon abgesehen sollten Sie aber grundsätzlich Ihre Gesundheit im Blick haben und danach streben, Ihre Verdauung, Ihre Haut und Ihren Teint sowie Ihre mentale Verfassung zu verbessern. Langfristig liegt der Schwerpunkt auf einem gesunden Leben. Setzen Sie sich also das Ziel, gesund zu werden, dann folgt der Gewichtsverlust automatisch.

Ihre Gesundheit hat Priorität. Sie müssen anfangen, umzudenken. Machen Sie sich bewusst, dass Ihre Gesundheit eines der wichtigsten Dinge in Ihrem Leben ist. Ihr Körper ist von Natur aus dünn. Bereiten Sie Ihren Geist auf die Kur vor und verinnerlichen Sie das Wissen aus diesem Buch, dann werden Sie auch die Kraft haben, Ihr Idealbild zu erreichen und Ihr Leben in jeder Hinsicht zu verändern. Egal ob Sie eine viel beschäftigte Mutter oder eine Karriere-Powerfrau sind – heute machen Sie den ersten Schritt auf Ihrem Weg zu Ihrem wunderbaren, gesunden Ich. Es ist an der Zeit, Ihren Körper als das größte Geschenk zu behandeln, das Sie je erhalten haben. Sie sollen endlich als der Mensch in Erscheinung treten, der Sie schon immer sein wollten. Wenn Sie positive Energie im Leben spüren, dann kommen Liebe, Freude, Erfolg und Wohlstand zu Ihnen. Werden Sie gesund, nehmen Sie ab und beobachten Sie, wie sich Ihr ganzes Leben zum Besseren wendet.

Detox-Symptome während der 7-Tage-Kur

Wenn Ihr Körper von Glukoseverbrennung (Zuckerverbrennung) auf Fettverbrennung umstellt, treten als natürliche Reaktion einige Symptome auf (ähnlich wie beim Entzug von Drogen oder Alkohol). Zu den typischen Symptomen zählen:

- Heißhunger auf Zucker
- Schwindelgefühl/Verwirrtheit
- Ausschlag
- Zerstreutheit/schlechte Konzentration
- Reizbarkeit
- Magenschmerzen/Übelkeit
- Krämpfe
- Muskelkater
- Einschlafschwierigkeiten

Diese Symptome gehen vorüber und sind eine normale Reaktion auf den Zustand der Ketose. Sie sollten nach Abschluss der Kur verschwinden.

Um das Ausmaß der Nebenwirkungen gering zu halten, sollten Sie möglichst viel Wasser trinken, um Gifte auszuschwemmen. Nehmen Sie Elektrolyte zu sich, damit der Körper gut versorgt bleibt, verzichten Sie auf intensiven Sport und gönnen Sie sich ausreichend Ruhe.

Kapitel 4

Nach der 7-Tage-Kur — mit Intervallfasten weiter abnehmen

Sie haben die Apfelessig-Kur gerade abgeschlossen, sind bis zu 7 Kilo leichter und fühlen sich hervorragend! Das soll so bleiben! Und jetzt? Das Programm »Schlank mit Apfelessig« wiederholen? Natürlich können Sie es einen Monat später noch einmal absolvieren, Sie dürfen allerdings nicht sofort den nächsten Durchgang anschließen. Mit der Kur lassen sich wunderbar Abnehmprozesse sowie eine Abkehr von zuckerhaltiger und kohlenhydratreicher Ernährung in Gang setzen, der Hauptzweck ist aber, den Körper zu entgiften und zu heilen, das Abnehmen ist nur einer der vielen erfreulichen Effekte.

In diesem Kapitel erfahren Sie, was Sie nach der Apfelessig-Kur tun sollten und warum. Wenn Sie dieses Kapitel gelesen und umgesetzt haben, hat sich nicht nur Ihre Einstellung zum Essen verbessert, Sie wissen dann auch, wie Sie Ihren Körper entgiften, Ihre Gesundheit und Ihren Geist stärken und Ihren Hormonhaushalt in Balance halten können. Sie erfahren im Folgenden mehr darüber, warum jede der gerade genannten Aspekte für Ihr Abenteuer Abnehmen wichtig ist. Fazit: Wenn Sie den Weg zu optimaler Gesundheit weiter verfolgen, werden Sie auch weiter abnehmen.

In diesem Kapitel geht es um:

- die Definition von Intervallfasten,
- die Erklärung,
- die Vorteile,
- verbreitete Mythen und
- die praktische Umsetzung.

Was ist Intervallfasten?

Beim Intervallfasten essen Sie innerhalb eines festgelegten Zeitraums und fasten in der übrigen Zeit. In der Esszeit gibt es sehr wenige Beschränkungen bezüglich der Nahrungsmittel. Je gesünder Sie essen, umso besser werden allerdings die Ergebnisse ausfallen. Während der Fastenzeiten dürfen Sie keinerlei Nahrung/Kalorien zu sich nehmen, aber Sie sollten viel Wasser trinken sowie schwarzen Kaffee und Tees genießen.

Beim Intervallfasten ist der richtige Zeitpunkt der Nahrungsaufnahme wichtiger als die Kalorienmenge. Es wird nicht vorgeschrieben, welche Nahrungsmittel Sie essen, nur, wann Sie sie verzehren. Es geht dabei darum, zu verhindern, dass der Körper Insulin produziert – deswegen soll im Fastenzeitraum nichts gegessen werden. Es handelt sich dabei also nicht um eine Diät, sondern um ein Ernährungsmuster, das dazu führt, dass der Blutzucker reduziert wird, fettverbrennende Hormone aktiviert werden und gespeichertes Fett als Energiequelle genutzt wird, sodass man schneller abnimmt.

Sie werden beim Intervallfasten bemerken, dass Sie anfangs mehr Hunger haben. Wenn Ihr Körper sich erst einmal an das tägliche Fasten gewöhnt hat, sinkt der Insulinspiegel und das Gehirn hört auf, Ihnen Du-musst-essen-Signale zu senden. Anders ausgedrückt: Je länger Sie eine regelmäßige Fastenmethode praktizieren, umso leichter wird Ihnen das fallen. Durch das Intervallfasten entwickeln Sie eine diszipliniertere, zielgerichtete Einstellung zum Essen, da Sie zwischen Essphasen und Fastenzeiten unterscheiden. Das macht das Intervallfasten so einfach und leicht umzusetzen, dass Sie sich vielleicht fragen werden, warum Sie nicht schon immer so gegessen haben.

Fasten ist ja ein weiter Begriff. Damit kann gemeint sein, tagelang gar nichts zu essen (Wasserfasten), lediglich eine Mahlzeit am Tag auszulassen oder nur Suppe zu konsumieren. Was das Intervallfasten betrifft, so gibt es viele verschiedene Optionen mit jeweils eigenen Vorgehensweisen, die alle ihr Für und Wider haben. Bei allen Intervallfastenmethoden nimmt man ab und verbessert die Gesundheit. Ich empfehle wegen ihrer Effizienz und der leichten Anwendung die Methode 16:8. Dabei wird 16 Stunden gefastet und in acht Stunden qualitätvoll gegessen. Wenn im Folgenden vom Intervallfasten die Rede ist, meine ich stets diese Methode.

Innerhalb des 8-Stunden-Zeitfensters nehmen Sie gesunde Speisen zu sich und Sie fasten dann während 16 Stunden. Vergessen Sie dabei aber nicht, dass der Großteil der Fastenstunden in Ihre Schlafenszeit fällt. Ein Beispiel für 16:8-Fasten könnte so aussehen: Sie essen nach 20 Uhr nichts mehr, überspringen am nächsten Tag das Frühstück und gönnen sich um 12 Uhr wieder eine Mahlzeit. Eine andere Möglichkeit wäre, zwischen 10 Uhr und 18 Uhr zu essen, so können Sie ein gesundes Frühstück, ein Mittagessen und gegen 17 Uhr oder 17.30 Uhr ein leichtes Abendessen oder einen Snack zu sich nehmen, bevor Sie mit dem Fasten beginnen. Es ist wichtig, sich für die Essens- und Fastenphasen an gleich bleibende Zeiten zu halten, um Ihren Hormonhaushalt nicht durcheinanderzubringen. Überlegen Sie sich also einen Zeitplan, der zu Ihnen passt, und versuchen Sie, sich Tag für Tag möglichst genau daran zu halten.

Wie bei allen Ernährungsprogrammen gilt auch hier: Sprechen Sie zunächst mit Ihrem Arzt, bevor Sie mit dem Intervallfasten beginnen. Der 16:8-Plan ist zwar für gesunde, gut ernährte Menschen völlig ungefährlich, eignet sich für folgende Personengruppen jedoch nicht:

- Menschen, die an Essstörungen leiden oder litten
- Typ-1-Diabetiker
- Schwangere oder stillende Mütter
- unterernährte oder untergewichtige Personen
- Frauen mit Empfängnisproblemen

Intervallfasten und DHEMM-System

Vor Jahren habe ich mich umfassend nicht nur mit Abnehmen, sondern allgemein mit Gesundheit und Wohlbefinden befasst und dazu essenzielle Grundprinzipien entwickelt, die ich nach den englischen Begriffen DHEMM-System genannt habe. Im Folgenden möchte ich genauer erklären, worum es dabei geht:

- Detox (entgiften): Wenden Sie pro Woche mehrere (nicht weniger als drei) der 21 Detox-Methoden an (detailliert beschrieben in meinem Buch *Für immer schlank mit grünen Smoothies*.

- Hormonal Balance (hormonelles Gleichgewicht): Optimieren Sie Ihren Hormonhaushalt, um abzunehmen.

- Eat Clean (gesund essen): Essen Sie gesunde, vollwertige und unverarbeitete Nahrungsmittel.

- Mental Mastery (Gedankenkontrolle): Richten Sie Ihren Geist so aus, dass Sie motiviert bleiben.

- Move (Bewegung): Bewegen Sie sich und werden Sie körperlich aktiver.

Intervallfasten ist ausgesprochen effektiv und kann zur Realisierung von vier der fünf Prinzipien des DHEMM-Systems beitragen: entgiften, hormonelles Gleichgewicht, gesunde Ernährung und Gedankenkontrolle. Das DHEMM-System und das Intervallfasten passen also wunderbar zusammen.

Was passiert beim Intervallfasten?

Obwohl es das Fasten seit biblischen Zeiten gibt, fangen wir erst allmählich an, wirklich zu verstehen, was dabei mit dem Körper geschieht und wie es sich auf unsere Gesundheit auswirkt. Als Erstes verändert der Körper bei ausbleibender Nahrungszufuhr den Hormonspiegel, damit er weiter »Treibstoff« zur Energiegewinnung erhält. Nach ungefähr zwölf Stunden Fasten (gar nichts essen) ist die Glukose aus der zuletzt verspeisten Nahrung aufgebraucht. Bei weiter sinkendem Glukosespiegel muss die Bauchspeicheldrüse kein Insulin mehr produzieren, um den Blutzuckergehalt zu regeln.

Bei niedrigerem Insulinspiegel wird das gespeicherte Körperfett verfügbar und kann als Treibstoff genutzt werden. Sobald der Körper keine Glukose mehr findet, greift er auf die Glykogenspeicher in Leber und Muskeln zurück. Ist schließlich auch das Glykogen verbraucht, wendet er sich dem gespeicherten Körperfett zu. Sobald das geschieht, produzieren die Fettsäuren Ketone, um Gehirn und Körper mit Energie zu versorgen.

Wenn der Insulinspiegel sinkt, steigt der Wachstumshormonspiegel (HGH) an. Wachstumshormone werden von der Hirnanhangdrüse an der Hirnbasis ausgeschüttet und spielen bei Zellreparatur und Fettstoffwechsel eine Schlüsselrolle. Es gibt Studien, die zeigen, dass zwölfstündiges Fasten den Wachstumshormonspiegel um 30 Prozent erhöht, sechzehnstündiges Fasten hingegen einen Anstieg um 200 Prozent bewirkt. Ein Anstieg des HGH-Spiegels führt dazu, dass gespeichertes Fett verbrannt wird, und beugt Muskelabbau vor.

Im Zustand des Fastens fangen die Zellen mit den Reparaturarbeiten an, der sogenannten Autophagie. Autophagie ist die körpereigene Methode, um beschädigte Zellen zu entfernen, um neue, gesündere Zellen bilden zu können. Durch die Reparaturmechanismen der Autophagie wird der Körper entgiftet und die Alterung verlangsamt. Dieser Prozess kann schon nach den ersten zwölf Stunden einer Fastenphase einsetzen und zielt auf Zellen, die voller Gifte, Bakterien, Viren und anderen Ablagerungen sein können und dann entsorgt werden. Fasten ist somit eine wunderbare Methode, um den Körper zu entgiften und Zellschäden zu reparieren.

Vorteile des Intervallfastens

Intervallfasten dient sowohl der Gewichtsreduzierung als auch der Gesundheit. Sie können davon ausgehen, eine Reihe erfreulicher Effekte zu erleben:

Dauerhafter Gewichtsverlust

Es liegt auf der Hand – der offensichtlichste Grund für den Gewichtsverlust ist der, dass man weniger Mahlzeiten und folglich insgesamt weniger Kalorien täglich zu sich nimmt. Sofern Sie sich in der Essphase nicht ungebremst vollstopfen, werden Sie konstant abnehmen. Dies rührt auch daher, dass die hormonellen Veränderungen beim Intervallfasten die Stoffwechselfunktion verbessern und dem Körper gestatten, mehr Fett zu verbrauchen und im Fettverbrennungsmodus zu bleiben. Und dazu müssen Sie nicht einmal Kalorien zählen, da es beim Intervallfasten ja nicht darum geht, was, sondern wann Sie essen. Neueren Studien zufolge, in denen fettleibige, intervallfastende Personen mit fettleibigen Personen verglichen wurden, die einem herkömmlichen Diätplan folgten, gelang es zwar beiden Gruppen, einen niedrigeren BMI zu erreichen, aber in der Intervallfastengruppe gab es mehr Personen, die ihr Gewicht nach einem Jahr gehalten hatten. Eine gute Methode also, um den gefürchteten Jo-Jo-Effekt zu vermeiden, mit dem viele Diät haltende Menschen zu kämpfen haben.

Verbesserte Hirnfunktion

Wenn Sie das Frühstück auslassen und am Morgen fasten, werden Sie erleben, dass Sie sich mental klarer fühlen, und es wird mit der Zeit so sein, als funktioniere das Gehirn besser. Dafür gibt es einen Grund. Vielleicht haben Sie den Begriff »Brain Fog« oder »Gehirnnebel« schon einmal gehört, er beschreibt die Unfähigkeit, klar zu denken und sich zu konzentrieren. Morgens passiert das am häufigsten, insbesondere zu Beginn des Arbeitstages. Oft kompensieren wir das mit Kaffee und noch mehr Kaffee. Blutzuckerspitzen sind häufig der Grund für das benebelte Gefühl im Kopf. Die Lösung: Überspringen Sie das Frühstück und beginnen Sie Ihren Tag mit Fasten. Studien belegen, dass der Prozess der Autophagie Strukturen zur Etablierung neuer Neuronen im Gehirn schafft. Autophagie wird durch den Wachstumsfaktor BDNF (englisch: brain-derived neurotrophic factor) ergänzt, ein Protein, das auf die Hirnfunktion und das periphere Nervensystem einwirkt. Infolge des Fastens tritt mehr BDNF auf, das vorhandene Hirnzellen unterstützt und das Wachstum neuer Neuronen im Gehirn stimuliert.

Tieferes spirituelles Leben

Zum Intervallfasten gehört auch, etwas zu opfern. Wenn Sie Ihre morgendliche Routine und Gewohnheiten wie etwa das Frühstücken aufgeben, heißt das, dass Sie sich etwas verwehren. Durch das Intervallfasten beginnen Sie, den Blick nach innen zu richten und weniger auf das zu achten, was Sie nach dem Aufstehen essen. Auch wenn der Hunger nagt, werden Sie einen ruhigen Ort aufsuchen, an dem Sie nachdenken und Ihren Geist von Nahrung und dem Essen ablenken können. Sie werden sich körperlich und spirituell leichter fühlen. Den Fastenzeitraum können Sie für Gebete und Selbstreflexion nutzen, um den Versuchungen des Essens zu widerstehen. Für viele Menschen ist das Intervallfasten so, als würden sie ein Opfer bringen, da sie ein wenig leiden müssen. Das wiederum baut spirituelle Stärke auf. Gestatten Sie Ihrem Körper, ohne Essen, andere Versuchungen und die Belastungen dieser Welt zufrieden zu werden.

Fettverbrennende Hormone stimulieren

Durch Intervallfasten kommen die fettverbrennenden Hormone wieder in Schwung. Beim Fasten macht die Bauchspeicheldrüse eine Pause von der Insulinproduktion, während die Hirnanhangdrüse zusätzliche menschliche Wachstumshormone ausschüttet, die entscheidend sind für die Zellerneuerung. Der Körper verbrennt mehr Fett und erhöht die Muskelmasse, wenn ein höherer Wachstumshormonspiegel vorliegt. Darüber hinaus können sich die Verdauungsorgane ausruhen, wenn Sie nicht essen und folglich nichts verdauen. Das ist wichtig, weil das Verdauungssystem auch eine so entscheidende Rolle spielt, wenn es um einen gesunden Stoffwechsel geht.

Verringertes Diabetesrisiko

Bei übergewichtigen oder fettleibigen Menschen ist das Risiko, an Typ-2-Diabetes zu erkranken, erhöht. Es besteht eine Wechselbeziehung zwischen Gewichtszunahme und Insulinresistenz, die zu Typ-2-Diabetes führen kann. Im Falle einer Insulinresistenz produziert die Bauchspeicheldrüse nicht genug Insulin, um den Blutzucker unter Kontrolle zu halten. Hohe Blutzuckerspiegel erhöhen das Risiko, einen Typ-2-Diabetes zu entwickeln. Vielleicht ist das bei Ihnen schon geschehen. Die gute Nachricht: Intervallfasten kann die Insulinresistenz verringern, sodass der Blutzuckerspiegel um 4 bis 6 Prozent fällt. Noch wichtiger: Auch der Insulinspiegel sinkt um 20 bis 30 Prozent.

Weitverbreitete Mythen in puncto Intervallfasten

Wenn es um das Thema Intervallfasten geht, tauchen immer wieder Überzeugungen auf, die nicht der Wahrheit entsprechen. Nachstehend die meistverbreiteten Mythen:

Mythos 1: Sie verlieren Muskelmasse.

Vielleicht haben Sie schon mal gehört, dass Sie Muskelmasse verlieren, sobald Ihr Körper in den Hungermodus schaltet. Doch Studien haben gezeigt, dass das nicht zutrifft, wenn man das Intervallfasten richtig macht. Wie bereits gesagt, bewirkt das Intervallfasten einen Anstieg der Wachstumshormone, was einer Verringerung der Muskelmasse entgegenwirkt. Es ist im Grunde so, dass Ihr Grundumsatz bei kurzen Fastenzeiten höher ist. Ihr

Körper verwendet gespeicherte Fette als Treibstoff, wenn Sie nicht essen. Eine oder zwei Mahlzeiten zu überspringen, heißt ja auch noch nicht, tatsächlich zu hungern. Sie müssten mindestens 36 Stunden nichts essen, damit Ihr Körper in den Hungermodus schaltet. Nach diesen ersten 36 Stunden dauert es weitere zwölf Stunden, bis Ihr Körper anfängt, Muskelmasse abzubauen. Und selbst wenn Sie sich zu einem längeren Fasten entscheiden würden (mehrere Tage), könnten Sie unmittelbar vor Beginn eine sehr proteinhaltige Mahlzeit zu sich nehmen und den Blutkreislauf so mit einer ausreichenden Menge Aminosäuren versorgen, um Muskelabbau vorzubeugen. Deswegen können Sie die Sorge, beim Intervallfasten Muskelmasse zu verlieren, getrost vergessen und sich auf die Gestaltung Ihres Wunschkörpers konzentrieren.

Mythos 2: Man muss fünf bis sechs kleine Mahlzeiten am Tag essen, um abzunehmen.

Es stimmt, Ihr Körper braucht Energie, um Nahrung zu verdauen, denn Sie verbrennen etwa 10 Prozent der Kalorien allein bei der Verdauung. Studien beweisen aber, dass es überhaupt keine Auswirkung auf die Gesamtmenge der täglich verbrannten Kalorien hat, wie oft man isst. Folglich werden durch häufigeres Essen nicht mehr Kalorien verbrannt. Ferner herrscht bei manchen die Überzeugung vor, dass es den Muskelaufbau fördert, wenn man fünf- bis sechsmal am Tag Proteine zu sich nimmt. Hier jedoch zeigen Studien, dass die gesamte, an einem Tag verzehrte Proteinmenge – das schließt nicht aus, dass man sie über den Tag verteilt zu sich nimmt – relevant ist für Aufbau und Erhalt von Muskelmasse. Wenn Sie öfter etwas essen, kann das unangenehmen Hungergefühlen vorbeugen, doch mit etwas Selbstkontrolle und Disziplin kommen Sie ebenfalls damit zurecht.

Mythos 3: Durch Intervallfasten nimmt man zu.

Dahinter steckt die Überzeugung, dass man durch das Fasten so hungrig ist, dass man sich im Esszeitraum maßlos vollstopft. Das hängt natürlich stark von jedem Einzelnen ab, aber die meisten versuchen nicht, die im Fastenzeitraum verpassten Mahlzeiten nachzuholen. Wahrscheinlich spüren Sie auch gar nicht den Wunsch nach einer Fressorgie, weil Sie ja so lange nichts gegessen haben. Wenn Ihr Körper sich erst einmal auf das tägliche Fasten eingestellt hat, werden Sie sich während des achtstündigen Esszeitraums ganz normal ernähren.

Mythos 4: Intervallfasten bedeutet hungern.

Immer wieder heißt es, dass man beim Intervallfasten hungern muss und dies der Gesundheit schadet. Denn dem Körper würden dadurch lebenswichtige Nährstoffe vorenthalten, die er zum Gesundbleiben braucht. Zunächst einmal muss klar sein, dass es einen Unterschied gibt zwischen »hungern« und »hungrig sein«. Hungern bedeutet, dass es zu wenig Essen gibt und der Körper nicht funktionieren kann. Der Mensch schränkt in diesem Fall die Kalorienmenge ein, weil es nicht anders geht, und es wird auch in Bälde für ihn nichts zu essen geben. Beim Intervallfasten entscheiden Sie sich bewusst dafür, für einen definierten Zeitraum auf Mahlzeiten/Kalorien zu verzichten, aber nach Ablauf dieser Zeitspanne essen Sie wieder normal. Damit Ihr Körper in den Hungermodus schaltet, der den Stoffwechsel verlangsamt, müssen Sie aber mehrere Tage gar nichts essen. Die Intervallfastenmethode 16:8 beschränkt das Fasten nur auf 16 Stunden täglich, und das wird Sie weder in den Hungermodus versetzen noch den Stoffwechsel verlangsamen.

Und so wird's gemacht

Im Folgenden eine kurze Zusammenfassung der Punkte, die entscheidend sind, um das 16:8-Intervallfasten erfolgreich zu absolvieren:

- Verzehren Sie jeden Tag in der achtstündigen Essphase gesunde Nahrungsmittel und fasten Sie anschließend 16 Stunden (von denen Sie einen großen Teil verschlafen). Wenn Sie als Essphase die Zeit zwischen 10 und 18 Uhr wählen, dann können Sie ein gesundes Frühstück, ein Mittagessen und ein leichtes Abendessen oder einen Snack direkt vor Beginn des Fastens zu sich nehmen.

- Vielleicht entspricht es Ihrem Alltag aber auch mehr, erst nach 20 Uhr nichts mehr zu essen, dafür das Frühstück am nächsten Morgen auszulassen und frühestens zur Mittagszeit wieder zu essen. Wichtig ist auf jeden Fall, ein gleichbleibendes Zeitschema für die Fasten- und Essenszeiten beizubehalten, damit die Hormone nicht durcheinanderkommen. Entscheiden Sie sich für ein Schema und bleiben Sie dabei.

- Für bestmögliche Resultate sollten Sie während Ihrer Essphasen gesunde, möglichst unverarbeitete Speisen verzehren. Konsumieren Sie naturbelassene Nahrungsmittel und verzichten Sie auf industriell hergestelltes Essen. Hin und wieder darf es auch eine Pizza oder ein Burger sein, aber die meisten Kalorien sollten aus vollwertigen, gesunden Lebensmitteln stammen. In Kapitel 6 habe ich für Sie ein paar gesunde und schmackhafte Rezepte zusammengestellt, die Sie in der achtstündigen Essphase genießen können.

- Während der Fastenstunden sollten Sie viel trinken. Wasser ist ideal, aber auch schwarzer Kaffee, grüner Tee, Kräutertees und andere kalorienfreie Getränke sind in Ordnung. Ebenso eignen sich Wasser mit Zitrone, Apfelessig oder Stevia und alle zuckerfreien, kohlensäurehaltigen Wasser. Eine ausreichende Flüssigkeitszufuhr verringert auch die Hungergefühle.

- Während der Essphase können Sie ganz flexibel sein. Sie können zwei Mahlzeiten verzehren oder drei, Hauptsache, Sie essen ausschließlich während der acht Essensstunden.

- Viele Menschen haben Bedenken, in der sechzehnstündigen Fastenzeit Sport zu treiben, vor allem wenn sie es gewöhnt sind, vor dem Sport etwas zu essen oder einen Proteinshake zu trinken. Wenn Sie es schaffen, können Sie ein paar Stunden vor dem Fastenende trainieren, um die Freisetzung von mehr Wachstumshormonen bei niedrigem Insulinspiegel auszulösen.

Intervallfasten kann Ihnen helfen, länger zu leben. Es gibt Studien, die nahelegen, dass allein die Beschränkung der täglich verzehrten Kalorienmenge bereits die Lebensspanne verlängern kann. Intervallfasten ist einfach, da Sie nicht so sehr auf das Essen achten müssen und dennoch abnehmen. Es ist ein leicht anzuwendender regelmäßiger Ablauf, der tolle Erfolge beschert.

Kapitel 5

Noch schneller leichter – 5 Tricks für die 7-Tage-Kur mit Apfelessig

Bei meinem Programm »Schlank mit Apfelessig« geht es darum, Ihre Lebensqualität und Ihre Gesundheit langfristig und auch im Alter zu verbessern. Es hilft Ihnen, drei Dinge zu erreichen:

- Gewichtsverlust: Sie verlieren schnell Fett, aber keine Muskelmasse.

- Lebensenergie: Auch im Alter bleiben Sie vital und bewahren sich eine gute Gesundheit.

- Jugendlichkeit: Sie wirken frisch und jugendlich.

Wenn Sie dem Plan folgen, werden Sie die positiven Effekte genießen können und sich Schritt für Schritt einem gesunden Leben annähern. Es gibt ein paar Dinge, die Sie tun können, um schneller Erfolge zu erreichen. Ich bezeichne sie gern als meine fünf Insidertipps zum Abnehmen, denn es sind wenig bekannte Tipps, mit denen Sie dem Körper helfen können, Fett zu verbrennen und schneller Gewicht zu verlieren.

Diese Anregungen können Sie nach Belieben annehmen, der Erfolg der 7-Tage-Kur »Schlank mit Apfelessig« ist davon jedoch unabhängig. Sie können die Ergebnisse allerdings verstärken, deshalb lohnt es sich, einen oder alle Punkte in dieses Programm zu integrieren. Sie können diese Insidertipps in Ihre tägliche Routine einbauen, um Ihren Körper noch gesünder zu machen, während Sie gleichzeitig schlanker werden.

1. basisches Wasser
2. Leberreinigung
3. Darmreinigung
4. Kaffee und grüner Tee
5. Ballaststoffe

Basisches Wasser

Eine ausreichende Flüssigkeitszufuhr ist gerade beim Fasten und bei einer Diät wichtig. Dehydrierung kann zu Verwirrtheit, Stimmungsschwankungen, Völlegefühl und Verstopfung führen. Wasser ist an Zellprozessen aller Art beteiligt. Ist man dehydriert, verlaufen all diese Prozesse einschließlich des Stoffwechsels weniger effizient. Wenn Sie genügend Wasser trinken, fällt es Ihnen leichter, weniger zu essen, und Sie unterstützen den Körper bei der Verdauung. Laut einer in der Zeitschrift *Obesity* veröffentlichten Studie hatten übergewichtige Erwachsene, die eine halbe Stunde vor den Mahlzeiten einen halben Liter Wasser tranken, nach zwölf Wochen gut 4 Kilo mehr abgenommen als diejenigen, die vor den Mahlzeiten kein Wasser getrunken hatten. Eine Faustregel lautet: Nehmen Sie 30 Milliliter Wasser pro Kilogramm Körpergewicht zu sich.

Mein Favorit für eine ideale Flüssigkeitsversorgung ist basisches Wasser. Basisches Wasser hat einen höheren pH-Wert (8 oder 9) als normales Trinkwasser (6 oder 7). Der pH-Wert misst auf einer Skala von 0 bis 14, wie sauer oder basisch eine Substanz ist. Hat etwas zum Beispiel den pH-Wert 1, so ist es sehr sauer, weist etwas den pH-Wert 13 oder 14 auf, ist es sehr basisch. Ein insgesamt ausgeglichener Säure-Basen-Haushalt ist extrem wichtig für eine gute Gesundheit. Ziel ist ein gesunder basischer Zustand. Viele Experten sagen, dass es Krankheit in einem basischen Körper nicht geben kann. Ist der Körper jedoch übersäuert, ist er nicht gesund. Ein übersäuerter Körper läuft

Gefahr, an Krankheiten aller Art (auch chronischen) zu leiden sowie zuzunehmen. Der Genuss von basischem Wasser (ionisiertem Wasser oder wasserstoffreichem Wasser) trägt dazu bei, den Körper basisch zu halten; Sie fördern dadurch die Entgiftung, einen Anstieg der Energie und ein weicheres, elastischeres und jugendlicheres Hautbild.

Eine einfache Methode, um Wasser basisch zu machen, ist, einen Spritzer Zitronen- oder Limettensaft in ein Glas destilliertes Wasser zu geben. Dabei ist es wichtig, destilliertes Wasser zu verwenden, da Leitungswasser Zusätze oder schädliche Inhaltsstoffe enthalten kann. Sie können auch entsprechende Präparate kaufen und in Ihr Wasser geben, um den pH-Wert zu erhöhen.

Basisches Wasser bekommen Sie im Reformhaus oder im Bioladen; Sie können auch einen entsprechenden Filter erwerben, mit dessen Hilfe Sie normales Wasser in basisches Wasser umwandeln können. Es gibt auch Wasserionisierer, die Wasser aus dem Wasserhahn in basisches Wasser verwandeln, sie sind aber relativ teuer.

Basisches Wasser sollte nicht zu den Mahlzeiten getrunken werden, ansonsten ist der Zeitpunkt egal. Sie müssen Ihren Körper schrittweise an basisches Wasser gewöhnen. Beginnen Sie mit einer kleinen Menge, ungefähr 225 Milliliter täglich. Wenn Sie zu schnell zu viel basisches Wasser zu sich nehmen, werden Sie starke Entgiftungserscheinungen spüren wie Kopfschmerzen oder Hautausschlag. Arbeiten Sie sich langsam vor, bis basisches Wasser die Hauptquelle für Ihre angestrebte tägliche Wasserzufuhr ist.

Leberreinigung

Der Schlüssel zu einer dauerhaften Gewichtsreduzierung ist eine gesunde Leber, die Bestleistungen erbringt. Die Leber ist die Geheimwaffe Nummer eins beim Abnehmen. Sie ist dafür zuständig, im Körper befindliche Gifte auszuscheiden und zu neutralisieren sowie Fette aufzuspalten. Deswegen ist es ganz wichtig, die Leber zu reinigen, um die Entgiftungsfähigkeiten des Körpers zu verbessern und den Körper beim Stoffwechsel und bei der Fettverbrennung zu unterstützen.

Es gibt zwar mehrere Ausscheidungsorgane im Körper, aber die meisten Fachleute sind sich einig, dass die Leber das wichtigste ist. Angeblich sind Länge und Qualität des Lebens abhängig von einer gut funktionierenden Leber. Die Leber arbeitet Tag und Nacht, um das Blut von Toxinen wie ungesunden Chemikalien, schlechten Bakterien und anderen Fremdsubstanzen zu reinigen. Zudem ist sie für die Verstoffwechselung von Fetten verantwortlich. Daher ist es ganz wesentlich, die Leber so gesund wie möglich zu halten. Wenn die Leber leistungsstark funktioniert, ist das Abnehmen viel leichter. Die Leber muss gut genug arbeiten, um diejenigen Toxine auszuscheiden, die Fettzellen im Körper entstehen lassen. Falls Sie Körperfettansammlungen vor allem im Bereich der Taille und in der Mitte (das sogenannte Bauchfett) aufweisen, liegt die Vermutung nahe, dass Ihre Leber nicht ordentlich funktioniert oder nicht so gut, wie sie könnte. Um dieses überschüssige Gewicht loszuwerden, müssen Sie die Leber entgiften und entschlacken. Das führt zu einer schlankeren Taille und insgesamt zu einem dünneren Körper.

Eine weitverbreitete Lebererkrankung ist die sogenannte Fettleber: Die Leber hört auf, Fett zu verarbeiten, und beginnt, es im Bauchraum abzulagern. Hauptmerkmal einer Fettleber ist, dass zu viel Fett in den Leberzellen eingelagert ist. In den USA sind 80 bis 100 Millionen Erwachsene davon betroffen. In Deutschland ist sie die häufigste chronische Lebererkrankung. Etwa 20 Prozent der Menschen sind betroffen. Hauptgrund für die Verfettung der Leber sind der übermäßige Genuss von Zucker, Fruktose-Glukose-Sirup und raffinierten Kohlenhydraten (wie Weißmehl, weißer Reis und weißer Zucker).

Haut, Schlaf, Stimmungen, Energie und Lebensdauer – alles hängt davon ab, ob die Leber optimal funktioniert. Zum Glück ist die Leber ein zähes Organ und kann sich gut regenerieren. Sogar wenn ein Stückchen entfernt wurde, wächst das Organ nach und funktioniert weiter.

In meinem Buch *Für immer schlank mit grünen Smoothies* habe ich zur Leberreinigung empfohlen, Kräuter oder bestimmte Nahrungsergänzungsmittel einzunehmen, zum Beispiel Mariendistel, Löwenzahnwurzel und Klettenwurzel. Diese Kräuter sind reine Naturprodukte und sehr wirkungsvoll bei der Leberreinigung. In vielen Präparaten sind diese Kräuter kombiniert, um möglichst gute Ergebnisse zu erzielen. Achten Sie bei Ihrer Suche nach Mitteln zur Leberreinigung darauf, dass Sie reine Naturprodukte verwenden, die nicht schädlich für den Körper sind.

Eine zusätzliche und günstige Methode zur Leberreinigung besteht darin, jeden Morgen und jeden Abend 1 oder 2 Esslöffel Apfelessig in ein Glas Wasser zu geben und dies zu trinken. Machen Sie das zwei bis drei Wochen lang oder bis die Symptome einer trägen Leber sich gebessert haben. Nahrungsergänzungsmittel sind zwar kraftvoller und effizienter, doch Apfelessig ist eine kostengünstigere Alternative. Sie können Apfelessig wie gerade beschrieben zur Leberreinigung anwenden, während Sie die Kur »Schlank mit Apfelessig« absolvieren.

Halten Sie die Maßnahmen zur Leberreinigung einige Wochen oder Monate durch, bis die Fettverbrennung im Körper zunimmt. Vielleicht stellen Sie dann auch schon fest, dass sich die Symptome von Leberträgheit verbessern.

Infolge von Leberträgheit können folgende Symptome auftreten:

- Bauchfett oder Fettansammlung im Bereich der Körpermitte
- weiße Augenhaut ist nicht mehr weiß
- schlaffe Haut mit Akne oder Ausschlägen um die Nase, an Wangen und Kinn
- dunkle Ringe unter den Augen
- gelber Zungenbelag
- bitterer Geschmack im Mund
- Kopfschmerzen
- Stimmungsschwankungen und Reizbarkeit

Eine Leberreinigung kann eine positive und vitalisierende Erfahrung sein, die zahlreiche Gesundheitsvorteile mit sich bringt. Wenn Sie die Gesundheit Ihrer Leber verbessern, erhöhen Sie auch die Fähigkeit Ihres Körpers zur Entgiftung, Sie steigern die Fettverbrennungskapazitäten und sorgen ganz allgemein für eine optimale Gesundheit.

Darmreinigung

Bei regelmäßigen Darmreinigungen wird der Dickdarm von dem Abfall befreit, der sich an den Wänden abgelagert hat. Dieser überschüssige Abfall kann Gifte enthalten, die in den Blutkreislauf eintreten und Symptome wie Völlegefühl, Blähungen, Akne oder Bauchfett zur Folge haben.

Sie können eine Dickdarmreinigung mit Kräutern und diversen Präparaten in Form von Pulvern oder Kapseln durchführen. So wird gewährleistet, dass der Dickdarm entleert wird und alte Kotreste ausgeschieden werden. Präparate zur Dickdarmreinigung bekommen Sie in Bioläden oder Reformhäusern sowie in gut sortierten Supermärkten, Apotheken und natürlich über das Internet.

Eine der wichtigsten Gründe für eine Dickdarmreinigung ist, dass unverdaute Speisereste Schleimansammlungen im Dickdarm verursachen können. Diese Ansammlungen produzieren Toxine, die in den Blutkreislauf gelangen und so im Körper kreisen und ihn vergiften. Aufgabe einer Dickdarmreinigung ist folglich, Gifte aus dem Körper zu entfernen oder sie zu neutralisieren sowie überschüssigen Schleim und Schleimverdickungen auszuscheiden.

Eine positive Begleiterscheinung der Darmreinigung: weniger Verstopfungen. Durch eine schlechte Ernährungsweise, bei der dem Körper essenzielle Nährstoffe vorenthalten werden, kann sich eine Plaque-ähnliche Substanz an den Darminnenwänden bilden. Die Darmreinigung hilft nicht nur, den Abfall von den Darmwänden zu entfernen; die Ausscheidungen können den Darm auch besser passieren. Ein weiterer, nicht unwesentlicher Effekt: Durchfall tritt nicht mehr auf. Normalerweise entsteht er durch Gifte und erweist sich im gesamten Prozess der Verfestigung des Kotes als Problem.

Kontrollieren Sie Ihren Kot

Eine gute Möglichkeit, die Gesundheit zu bewerten, ist die Stuhlkontrolle. Schwarzer oder rötlicher Stuhl deutet auf Gesundheitsprobleme hin. Dünner Stuhl ist ein Zeichen dafür, dass Sie zu wenig Ballaststoffe konsumieren oder dass irgendetwas im Verdauungstrakt aus der Balance geraten ist. Wenn Sie an chronischer Verstopfung leiden und der Stuhl fest wie Stein ist, kann dies ein Hinweis auf eine überlastete Leber sein.

Haben Sie über einen längeren Zeitraum mit chronischer Verstopfung oder Stuhlproblemen zu kämpfen, sollten Sie sich an einen Arzt wenden.

Wenn Sie auf Ihren Stuhlgang achten, können Sie erkennen, was in Ihrem Körper vor sich geht. Ihr Stuhl entspricht einem gesunden Normalzustand, wenn er:

- ein- bis dreimal täglich abgesondert wird (keinesfalls weniger als einmal),
- keinen intensiven, fauligen Geruch aufweist,
- eine bräunliche Farbe aufweist, die Form einer Banane hat und etwa so dick ist wie ein Würstchen,
- auf dem Wasser schwimmt und nicht auf den Toilettenboden sinkt.

Ein sehr effizientes Mittel zur Darmreinigung, das ich über Nacht verwende, ist ein Magnesium-Sauerstoff-Präparat. Es kombiniert Magnesiumoxidverbindungen, die ozoniert und stabilisiert wurden, sodass sie über einen Zeitraum von zwölf Stunden oder mehr im gesamten Verdauungsapparat Sauerstoff freisetzen. Das Magnesium fungiert als Medium, das den Sauerstoff durch den Körper transportiert, und löst dabei Toxine und saure Abfallstoffe und befördert sie aus dem Körper. Sauerstoff fördert zudem das Wachstum guter Bakterien, die für den Verdauungstrakt und die Darmgesundheit ausgesprochen wichtig sind.

Magnesium-Sauerstoff-Präparate sind bei regelmäßiger Anwendung ungefährlich; ich empfehle aber, sie in anstrengenden Entgiftungs- und Fastenzeiten nur sparsam einzusetzen, um den Dickdarm sauber zu halten und die Darmtätigkeit zu erhöhen. Mir haben diese Präparate beim Entschlacken und Entgiften sehr geholfen. Manche Klienten haben während der Anwendung festgestellt, dass sie weniger Völlegefühl, Blähungen und Verstopfung hatten. Für mich ist das Wichtigste, dass ich damit Gifte und Abfall aus meinem gesamten Verdauungstrakt ausscheide.

Magnesium-Sauerstoff-Präparate zur intensiven Darmreinigung werden über einen Zeitraum von sieben bis zehn Tagen eingenommen und eignen sich optimal als Vorbereitung für jegliches Abnehmprogramm. Sie sind bei regelmäßiger Anwendung nicht gefährlich und können auch langfristig für die tägliche Entgiftung eingesetzt werden.

Hochwertige Magnesium-Sauerstoff-Präparate führen nicht zu Abhängigkeit. Sie stärken sogar alle Organfunktionen und eignen sich daher zur gefahrfreien, langfristigen Anwendung.

Befragen Sie wie immer zunächst Ihren Arzt und halten Sie sich an die Anweisungen auf dem Produkt oder dem Beipackzettel. Für die meisten Menschen werden drei bis fünf Kapseln an sieben bis zehn Tagen vor dem Schlafengehen empfohlen, um eine gründliche Darmreinigung zu bewirken. Sollten Sie unangenehm weichen Stuhl oder andere Nebenwirkungen bemerken, verringern Sie einfach die Dosis. Vergessen Sie die Stuhlkontrolle nicht, damit Sie sehen, was »dabei herauskommt«. Sie werden sich wundern. Und womöglich auch etwas ekeln.

Kaffee und grüner Tee

Eine Tasse Kaffee oder grüner Tee pro Tag sind während der 7-Tage-Kur nicht verboten, denn diese Getränke enthalten sehr wenig Kalorien und werden Sie nicht am Abnehmen hindern. Zucker, Sahne oder Milch müssen Sie allerdings weglassen, Stevia oder eine Milchalternative sind erlaubt. Sie dürfen das Getränk natürlich auch pur genießen. Passen Sie bei Kaffee und grünem Tee in Cafés auf, denn manchmal sind Zucker, Sirups oder Milchprodukte enthalten.

Grüner Tee ist sehr gut für die Gesundheit und hilft ganz besonders, Körperfett und Gewicht zu reduzieren, denn er regt die Verdauung an und beugt Bluthochdruck vor. Die Forschung hat herausgefunden, dass er den Alterungsprozess zwanzigmal wirkungsvoller verlangsamt als Vitamin E, da er ein so leistungsstarkes Antioxidans ist. Der Vitamin-C-Gehalt von grünem Tee ist viermal höher als der von Zitronensaft. Grüner Tee hat also viele wunderbare Vorzüge, in puncto Abnehmen hilft er dem Körper jedoch einfach, Fett schneller und effizienter zu verbrennen.

Grüner Tee ist sogar besser als schwarzer Tee oder Kaffee, weil sein Koffein anders wirkt. Durch ihn wird die Energieverwendung des Körpers effizienter, was Vitalität und Ausdauer verbessert, und zwar ohne das Auf und Ab, das man typischerweise mit Koffein aus Kaffee erlebt. Das kommt von den großen Gerbstoffmengen in grünem Tee – sie stellen sicher, dass das Koffein in kleinen Mengen ins Gehirn wandert, und dies harmonisiert die Energien im Körper.

Kleine Anmerkung zu Koffein: In etwa der Hälfte der Untersuchungen erweist sich Koffein aus Kaffee und Tee als zuträglich und die andere Hälfte legt nahe, es wirke schädlich auf den Körper. Ich schließe mich der Hälfte an, die davon ausgeht, dass es nützlich ist und den Fettverbrennungsprozess verbessert. Deswegen empfehle ich den maßvollen Genuss einiger koffeinhaltiger Getränke, zum Beispiel grünen Tee oder Kaffee, während dieses Programms.

Ballaststoffe

Was sind Ballaststoffe? Ballaststoffe sind unverdauliche Nahrungsbestandteile aus Obst, Saaten, Gemüse, Vollkorn und anderen pflanzlichen Nahrungsmitteln. Essen Sie genug Ballaststoffe, so werden Gifte mit dem Stuhlgang aus dem Körper ausgeschieden. Nehmen Sie viele Ballaststoffe zu sich, stärken Sie das natürliche Entgiftungssystem des Körpers.

Jeden Tag sind wir Umweltgiften ausgesetzt (zum Beispiel Pestiziden und Herbiziden) und mit der Zeit lagern sich manche von ihnen im Dickdarm und im Verdauungstrakt des Körpers ab. So kann die Aufnahme wichtiger Nährstoffe verhindert werden und es kann zu Gewichtszunahme und Völlegefühl kommen. Wenn Sie genügend Ballaststoffe konsumieren, verbinden sich diese mit den Giften und bringen sie durch die Darmbewegungen und den Stuhlgang aus dem Körper. Nehmen Sie zu wenig Ballaststoffe zu sich, können die Gifte zu lange im Dickdarm bleiben und werden vom Körper aufgenommen. Durch mehr Ballaststoffe in der Ernährung vermeiden Sie dieses Ansammeln von Giften.

Außerdem sind Ballaststoffe essenziell, wenn Sie abnehmen wollen, denn sie helfen, den Blutzucker zu regulieren und den Hunger zu kontrollieren, und erhöhen das Sättigungsgefühl. Dies wiederum unterstützt Sie dabei, Pfunde zu verlieren und langfristig Ihr Wunschgewicht zu halten.

Verarbeitete Lebensmittel und raffinierter Zucker haben in unserer Ernährung leider den Platz von ballaststoffreichem Obst und Gemüse eingenommen und uns anfällig gemacht für Krankheiten und Gewichtszunahme. Wenn Sie etwa 30 Gramm Ballaststoffe pro Tag konsumieren, hilft Ihnen das, abzunehmen, Krankheiten vorzubeugen und die bestmögliche Gesundheit zu erlangen. Ballaststoffe sind ein natürlicher Appetitzügler: Sie dämpfen den Appetit, sodass es Ihnen leichtfällt, die Kalorienzufuhr zu reduzieren. Außerdem verbessern sie die Verdauung und tragen zu regelmäßigem Stuhlgang bei.

Es gibt zwei Grundtypen von Ballaststoffen: lösliche und unlösliche.

Lösliche Ballaststoffe zersetzen sich in Wasser und bilden ein dickflüssiges Gel. Zu den Quellen löslicher Ballaststoffe zählen Äpfel, Orangen, Pfirsiche, Nüsse, Gerste, Rote Bete, Karotten, Cranberrys, Linsen, Haferflocken und Erbsen. Lösliche Ballaststoffe verlangsamen die Nährstoffverarbeitung nach den Mahlzeiten und helfen somit, Blutzucker- und Insulinspiegel zu regulieren, was wiederum die Fettspeicherung im Körper reduziert. Zudem entfernen sie unerwünschte Toxine, senken den Cholesterinspiegel und verringern das Risiko für Herzerkrankungen und Gallensteine.

Unlösliche Ballaststoffe lösen sich in Wasser nicht auf und werden im Verdauungssystem nicht aufgespalten. Sie passieren den Magen-Darm-Trakt nahezu unversehrt. Sie kommen zum Beispiel in grünem Blattgemüse, Saaten und Nüssen, der Schale von Obst und Kartoffeln, Weizenkleie und Vollkorngetreide vor. Unlösliche Ballaststoffe sind nicht nur förderlich beim Abnehmen und helfen gegen Verstopfung, sie unterstützen auch die Beseitigung krebserregender Substanzen von der Dickdarmwand. Sie gehen eine Verbindung mit Gallensäure ein, reduzieren Cholesterin und beugen dadurch der Bildung von Gallensteinen vor. Der Verzehr dieser Ballaststoffart ist daher vor allem für Menschen mit Diabetes oder Dickdarmkrebs besonders zu empfehlen.

Sie sollten auf jeden Fall beide Ballaststoffarten zu sich nehmen, denn sie nützen beide dem Körper. Viele Gesundheitsorganisationen empfehlen, 20 bis 35 Gramm Ballaststoffe pro Tag zu konsumieren – jedoch nicht mehr als

50 Gramm. Um Ihr Abnehmvorhaben zu unterstützen und die Darmgesundheit zu verbessern, rate ich zu mindestens 30 Gramm Ballaststoffen täglich.

Wenn Sie Ihre Ballaststoffaufnahme erhöhen, ist es allerdings auch wichtig, viel Wasser zu trinken, damit Sie keine Verstopfung bekommen. Wie bereits erwähnt, gilt hierbei die Faustregel: 30 Milliliter Flüssigkeit pro Kilogramm Körpergewicht pro Tag. Wenn Sie also zum Beispiel 65 Kilo wiegen, sollten Sie etwa 2 Liter trinken.

Da es bei diesem Programm wichtig ist, auf die tägliche Kalorienmenge zu achten, empfehle ich Ihnen zur Erhöhung des Ballaststoffanteils in Ihrer Nahrung ein Nahrungsergänzungsmittel einzunehmen, statt mehr ballaststoffreiche Lebensmittel zu verzehren. Entsprechende Produkte finden Sie in Apotheken, Drogerien, Reformhäusern und Bioläden sowie im Internet.

Kapitel 6

Dranbleiben – 30 Rezepte für die Zeit nach der 7-Tage-Kur mit Apfelessig

Glückwunsch! Sie haben die Apfelessig-Kur hinter sich gebracht und wieder die Kontrolle über Ihr Gewicht und Ihre Gesundheit übernommen. Ihr Körper ist schlanker, gesünder und voller Leben! Jetzt geht es darum, den gesunden und wohltuenden Lebensstil fortzusetzen. Sie haben viel Mühe investiert und Ihr Körper belohnt Sie dafür. Seien Sie also standhaft und bleiben Sie konsequent. Behalten Sie die guten Essgewohnheiten bei. Sie sind auf dem besten Weg, endlich Ihr Wunschgewicht zu erreichen.

Es ist nun ausgesprochen wichtig, der Ernährung sukzessive wieder Vollwertkost hinzuzufügen, denn Sie haben sich eine Weile lang nicht so ernährt wie sonst und Ihr Körper hat entschlackt und entgiftet. Vielleicht sind Sie versucht, nun sehr viel zu essen, doch das kann Ihrem Organismus schaden. Nehmen Sie sich mindestens einen Tag Zeit, um wieder Vollwertkost in die Ernährung aufzunehmen.

Das Programm »Schlank mit Apfelessig« kann Ihnen dabei helfen, bis zu 7 Kilo abzunehmen. Doch Sie wollen ja langfristig Erfolg haben. Halten Sie sich an den Intervallfastenplan und an die folgenden sechs Regeln, um weiterhin erfolgreich abzunehmen und gesund zu leben:

1. *Führen Sie die Kur »Schlank mit Apfelessig« einmal im Monat durch.* Damit es mit dem Abnehmen schneller geht, können Sie die Kur einmal pro Monat absolvieren. Länger als sieben Tage am Stück sollten Sie die Kur jedoch nicht durchführen. Sie sollten Ihrem Körper nach einer Detoxkur oder einer Fastenphase immer eine Pause gönnen. So bleibt Ihr Stoffwechsel auf Zack, weil Sie Ihre Speisen jede Woche anders kombinieren.

2. *Trinken Sie verschiedene Getränke.* Nehmen Sie mindestens acht Gläser Wasser (rund 2 Liter) täglich zu sich und auch Detox- oder Kräutertees nach Belieben. Idealerweise trinken Sie den Detoxtee morgens immer als Erstes, denn er unterstützt die Entschlackung, da er die Entgiftungsorgane Nieren, Leber, Haut usw. reinigt. Sie können auch eine Tasse Kaffee oder grünen Tee pro Tag genießen.

3. *Verzichten Sie weitgehend auf ungesundes Essen.* Vermeiden Sie weißen Zucker, rotes Fleisch, Kuhmilch, alkoholische Getränke, Bier, Limonade/Diätlimonade, verarbeitete Speisen, frittiertes Essen oder raffinierte Kohlenhydrate (Weißbrot, Nudeln, Gebäck, Kuchen aus Weißmehl usw.). In diesem Kapitel habe ich 30 gesunde Rezepte zusammengestellt, mit denen Sie genussvoll einen gesunden Lebensstil beibehalten können.

4. *Bewegen Sie sich.* Es ist wichtig, sich an mindestens drei bis vier Tagen pro Woche zu bewegen. Alle Arten körperlicher Aktivität, die Ihrem Fitnesslevel entsprechen, sind in Ordnung, selbst wenn Sie nur 20 bis 30 Minuten spazieren gehen. Sport ist gut für die Gesundheit – wir alle sollten uns daher mehr bewegen! Wenn Sie aktiver werden, tun Sie etwas für Ihr Gewicht und Ihre Gesundheit.

5. *Gönnen Sie sich ein oder zwei gepflegte Ausreißer pro Woche.* Mit Diät-schummeleien, sogenannten Cheat-Meals, können Sie den Stoffwechsel super austricksen, denn wenn sich die Essensmenge von Tag zu Tag ver-ändert und Sie ein paar Cheat-Meals einlegen, gewöhnt sich Ihr Körper nicht an eine bestimmte Kalorienzahl oder Nahrungsmenge. So muss Ihr Stoffwechsel sich immer neu anpassen. Sie können ein paar Mal pro Wo-che etwas mehr oder etwas Schwereres essen. Ihr Stoffwechsel arbeitet auf jeden Fall effizienter, wenn er im Fettverbrennungsmodus bleibt.

6. *Genießen Sie einmal pro Woche etwas Besonderes.* Sie können sich im Rahmen Ihres Speiseplans einmal pro Woche eine besondere Süßigkeit oder ein Dessert erlauben. Natürlich sollten Sie Desserts auf ein Mini-mum beschränken und sich nicht den Bauch damit vollschlagen. Ler-nen Sie zudem, gesunde Desserts zuzubereiten.

Frühstück

Aromatische Spiegeleier

FÜR 1 PORTION
(KANN VERDOPPELT ODER VERDREIFACHT WERDEN)

250 ml naturtrüber Bio-Apfelessig
  mit Essigmutter
4 Zweige frischer Thymian,
  gewaschen
2 mittelgroße Knoblauchzehen,
  geschält, zerdrückt

2 EL Olivenöl
2 große Eier
1 Prise Salz
¼ TL schwarzer Pfeffer aus
  der Mühle

1. Essig, Thymian und Knoblauch in einer kleinen Schüssel vermischen. Zudecken und mindestens 2 Stunden oder über Nacht bei Zimmertemperatur beiseitestellen. Danach Essig durch ein Sieb in ein Einmachglas oder ein kleines Gefäß abgießen und Knoblauch und Thymian entsorgen.

2. Das Öl in einer mittelgroßen beschichteten Pfanne bei mittlerer Hitze erwärmen.

3. Ein Ei vorsichtig in eine kleine Dessertschale oder Teetasse aufschlagen, dann in die Pfanne gleiten lassen. Vorgang mit dem zweiten Ei wiederholen. Die Eier mit Salz und Pfeffer würzen.

4. Die Eier etwa 3 Minuten braten, bis das Eiweiß fest ist und die Ränder gebräunt und leicht knusprig sind. Eier aus der Pfanne auf einen Servierteller gleiten lassen. Jedes Spiegelei mit ½ TL des gewürzten Essigs beträufeln. Sofort servieren. (Den restlichen gewürzten Essig zugedeckt im Kühlschrank für Salatdressings oder Spiegeleier bis zu einen Monat aufbewahren.)

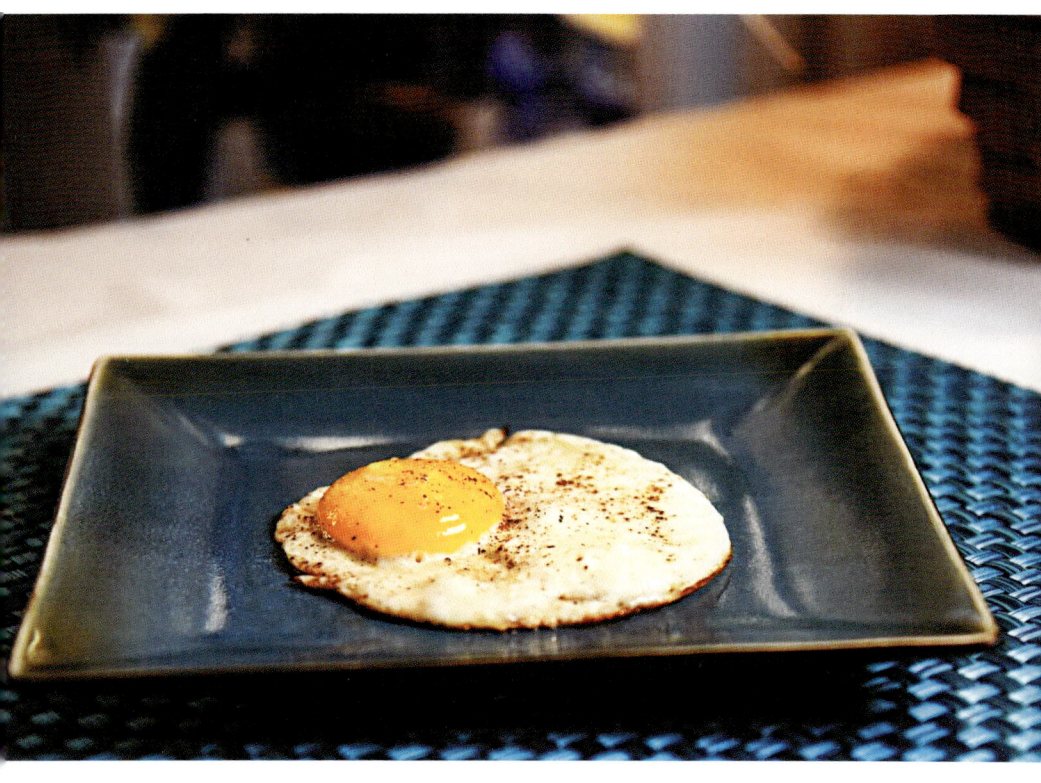

Overnight Oats mit Apfel

FÜR 2 PORTIONEN

100 g Haferflocken (keinen Haferbrei oder Instant-Haferflocken verwenden)

½ kleiner, süßer Apfel (z. B. Gala), gewaschen, ohne Kernhaus, klein geschnitten

250 ml ungesüßter Mandeldrink

125 ml naturtrüber, ungesüßter Apfelsaft

2 TL naturtrüber Bio-Apfelessig mit Essigmutter

¼ TL Vanilleextrakt

¼ TL gemahlener Zimt

1 Prise Salz

Stevia nach Belieben (optional)

Haferflocken, Apfel, Mandeldrink, Apfelsaft, Essig, Vanilleextrakt, Zimt und Salz in einer mittelgroßen Schüssel verrühren. Nach Geschmack Stevia hinzugeben. Abdecken und 8–12 Stunden in den Kühlschrank stellen. Kalt servieren.

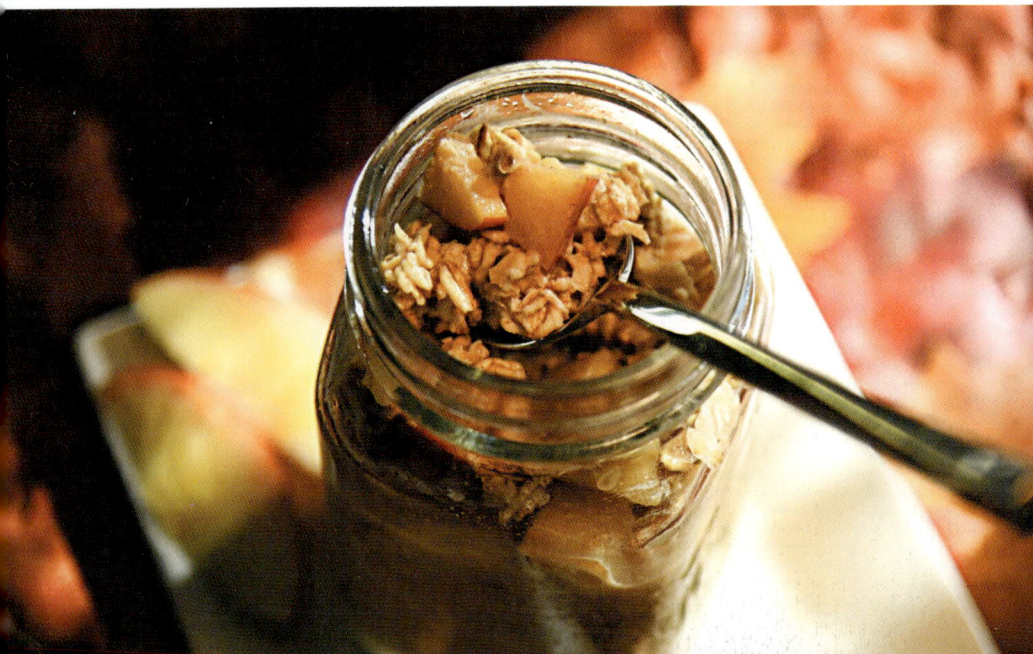

Haferbrei mit Apfelkuchengewürz

FÜR 4 PORTIONEN

1 ¼ l ungesüßter Mandeldrink

120 g Haferschrot
(keine normalen oder Instant-
Haferflocken)

45 g getrocknete Apfelringe,
klein geschnitten

40 g Sultaninen

Stevia nach Belieben (optional)

ca. 1 TL Apfelkuchengewürz oder
Zimt

¼ TL Salz

Mandeldrink, Haferschrot, Apfel, Sultaninen, Stevia (falls verwendet), Apfelkuchengewürz und Salz in einem etwa 1 l fassenden Schongarer vermengen.
Deckel auflegen und das Ganze auf niedriger Stufe 6 Stunden köcheln lassen. Der Haferbrei kann bis zu 3 Stunden auf Warmhaltestufe im Schongarer
bleiben. Stevia nach Geschmack hinzugeben.

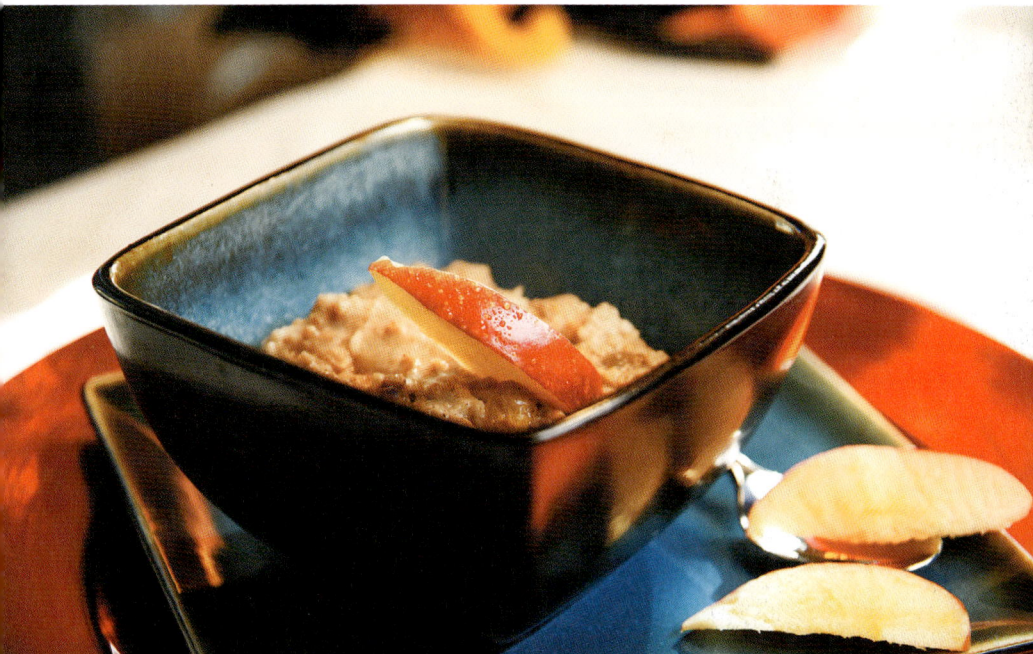

Putenwürstchen und Apfel-Süßkartoffel-Würfel

FÜR 4 PORTIONEN

450 g Süßkartoffeln, geschält, gewürfelt

1 ½ EL Olivenöl

1 mittelgroße Zwiebel (etwa 160 g), geschält, gehackt

170 g Puten-Frühstückswürstchen, in 2–3 cm lange Stücke geschnitten

1 roter Apfel (z. B. Gala), gewaschen, ohne Kernhaus, gewürfelt

1 EL frischer Rosmarin, gehackt

½ TL Salz

1 EL naturtrüber Bio-Apfelessig mit Essigmutter

1. Die Süßkartoffeln auf einen mikrowellengeeigneten Teller oder in eine gläserne Auflaufform geben. 5 Minuten auf hoher Stufe in die Mikrowelle stellen.

2. Unterdessen das Öl in einer großen beschichteten Pfanne bei mittlerer Hitze erwärmen. Die Zwiebel hineingeben und unter Rühren in etwa 3 Minuten weich und braun braten.

3. Die Würstchen hinzugeben und etwa 3 Minuten braten, bis sie leicht gebräunt sind, dabei gelegentlich umrühren.

4. Die Süßkartoffeln aus der Mikrowelle sowie Apfel, Rosmarin und Salz in die Pfanne geben. Alle Zutaten gleichmäßig vermischen. Einen Deckel auflegen und alles 5 Minuten garen.

5. Den Deckel abnehmen und das Ganze weitere 5 Minuten unter häufigem Rühren braten, bis die Süßkartoffeln weich und die Würstchen gar sind. Den Essig angießen, gut einrühren und das Gericht warm servieren.

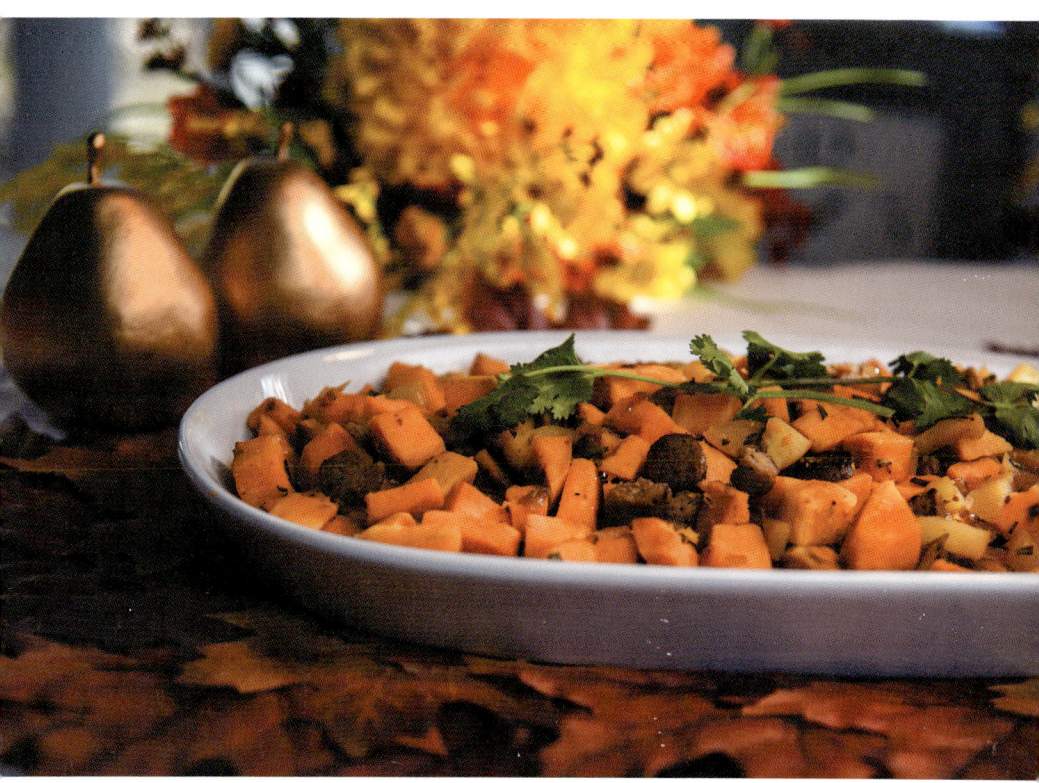

Frittata mit Geflügelsalsiccia

FÜR 4 PORTIONEN

2 EL Olivenöl

170 g italienische Geflügel-
salsiccia (nur das Brät)

220 g braune Champignons,
gesäubert, in Scheiben
geschnitten

6 große Eier

2 mittelgroße Knoblauchzehen,
geschält, gehackt (etwa 2 EL)

½ TL getrockneter Thymian

ca. ½ TL Chiliflocken

½ TL Salz

1. Öl in einer beschichteten Pfanne (Ø 24 cm) bei mittlerer Hitze erwärmen. Wurstbrät zerkrümeln und unter häufigem Umrühren in 4 Minuten in der Pfanne braun braten.

2. Pilze hinzugeben und unter häufigem Umrühren 5 Minuten braten, bis die ausgetretene Flüssigkeit verdampft und die Pfanne wieder fast trocken ist.

3. Die Eier in einer mittelgroßen Schüssel verquirlen.

4. Knoblauch, Thymian, Chiliflocken (Menge je nach Schärfebedarf) und Salz einrühren. Hitze reduzieren und das verquirlte Ei in die Pfanne gießen und gleichmäßig verteilen. Einen Deckel auflegen und die Frittata 10 Minuten backen, bis die Oberseite zu stocken beginnt.

5. Mit einem Spatel die Frittata von Rand und Pfannenboden lösen, auf ein Schneidebrett gleiten lassen und zum Servieren in Viertel schneiden.

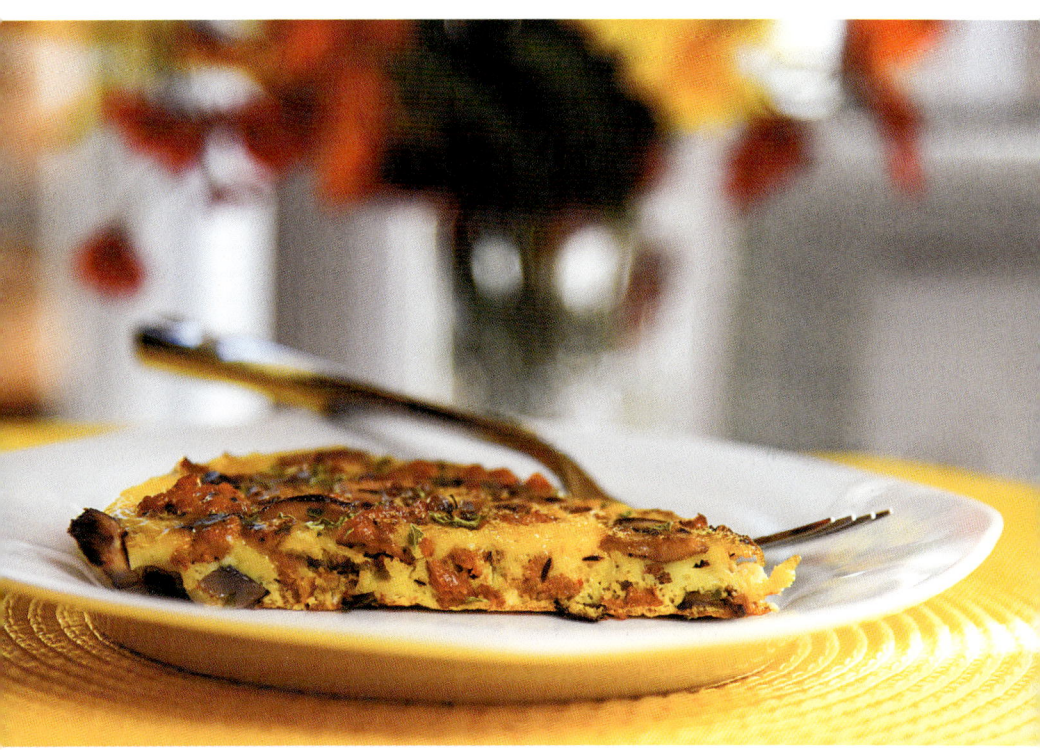

Vegetarische Quiche ohne Boden

FÜR 4 PORTIONEN

4 große Eier

50 g fein geriebener Parmesan

2 EL Olivenöl

1 mittelgroße Zwiebel
(etwa 160 g), geschält,
gehackt

220 g TK-Blumenkohlröschen
(nicht aufgetaut)

220 g TK-Zucchinischeiben (nicht
aufgetaut)

1 mittelgroße Knoblauchzehe,
geschält, gehackt (etwa 1 TL)

½ TL Salz

½ TL schwarzer Pfeffer aus der
Mühle

1. Rost in der Ofenmitte einschieben; Ofen auf 190 °C Ober-/Unterhitze (Umluft 170 °C) vorheizen. Eier und Käse in einer mittelgroßen Schüssel verquirlen. Dann beiseitestellen.

2. Das Öl in einer ofenfesten, beschichteten Pfanne auf mittlerer Hitze erwärmen. Zwiebel hineingeben und unter häufigem Rühren in 5 Minuten weich und braun braten.

3. Blumenkohl und Zucchini hinzugeben. Unter Rühren 4 Minuten garen, bis das Gemüse aufgetaut und vollständig erwärmt ist

4. Knoblauch, Salz und Pfeffer einrühren und kurz braten, bis der Knoblauch zu duften beginnt. Pfanne vom Herd nehmen.

5. Die Ei-Käse-Mischung noch einmal durchquirlen, dann in die Pfanne gießen und durch Rütteln gleichmäßig verteilen.

6. Pfanne ohne Deckel in den Ofen stellen und Quiche etwa 15 Minuten backen, bis das Ei gestockt und ein wenig aufgegangen ist. Warm servieren.

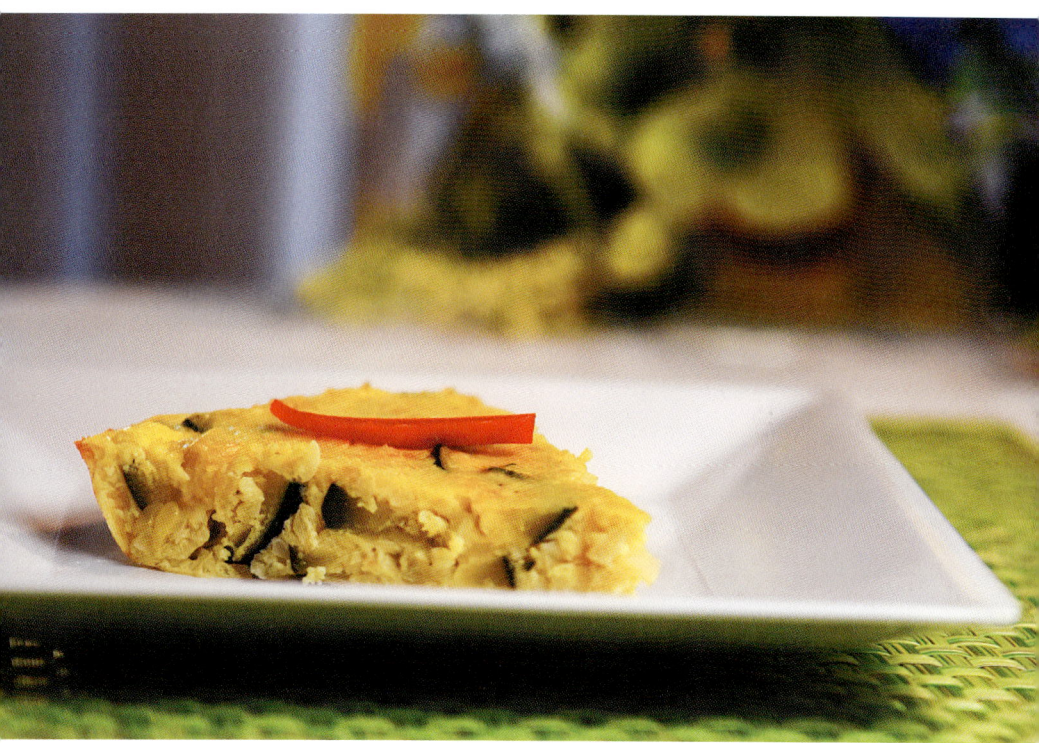

Mittagessen/Abendessen

Bunter Salat mit Thunfisch

FÜR 2 PORTIONEN

70 g Rotkohl ohne Strunk,
gewaschen, gehobelt

50 g Romana- oder Frisée-Salat,
gewaschen, klein geschnitten

1 kleine grüne Paprikaschote,
geputzt, gewaschen,
klein geschnitten

1 kleine Gurke, geschält,
der Länge nach geviertelt,
klein geschnitten

1 mittelgroße Fleischtomate,
gewaschen, klein geschnitten

3 EL naturtrüber Bio-Apfelessig
mit Essigmutter

2 EL Olivenöl

½ TL getrockneter Oregano

½ TL Salz

½ TL schwarzer Pfeffer aus der
Mühle

1 Dose (170 g) Gelbflossen-
thunfisch in Olivenöl,
abgetropft

1. Kohl, Salat, Paprika, Gurke, Tomate, Essig, Öl, Oregano, Salz und Pfeffer in einer großen Schüssel gründlich miteinander vermengen.

2. Salat auf zwei Portionsteller verteilen und jeweils die Hälfte des Thunfischs darüberstreuen.

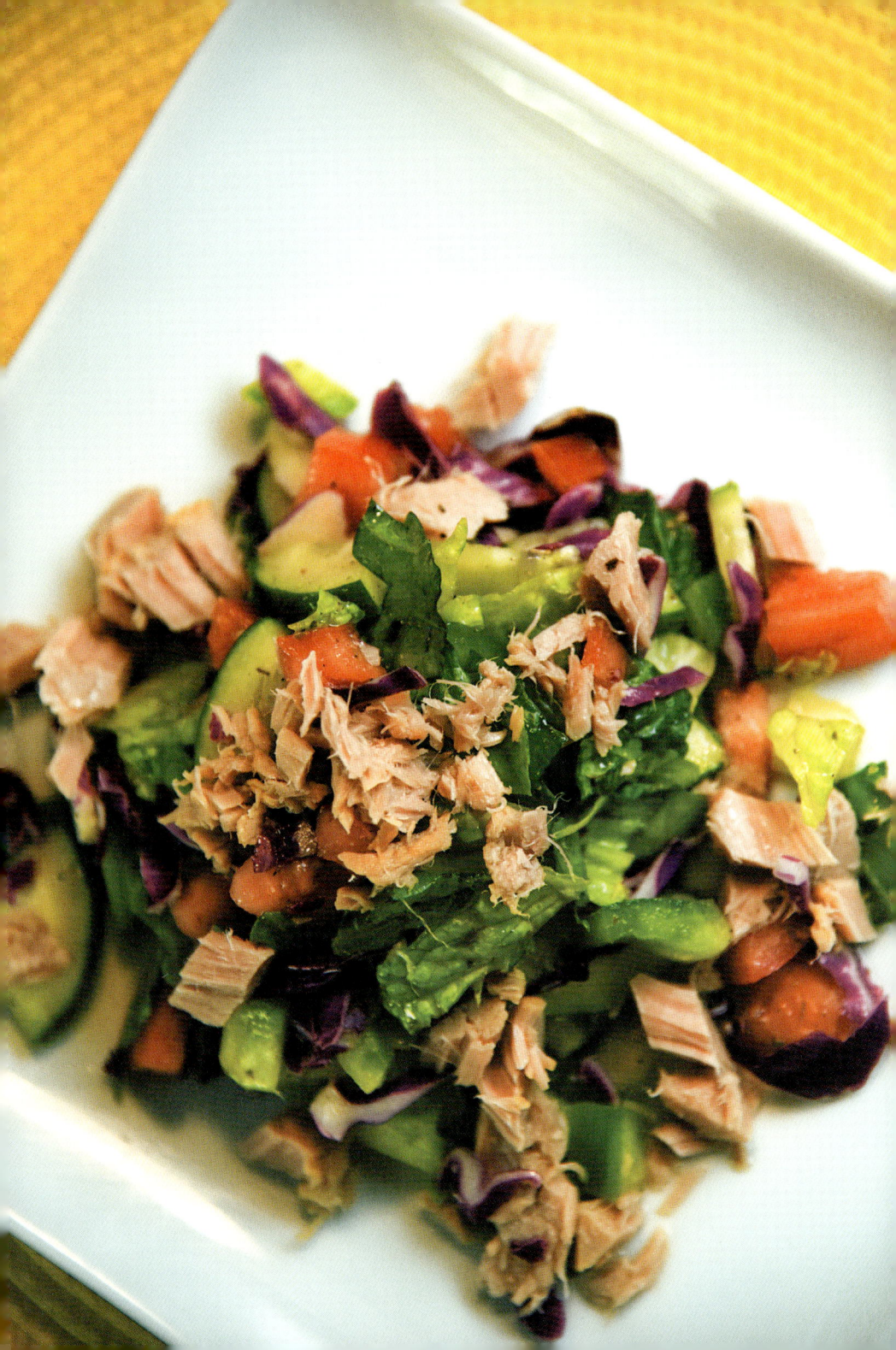

Salat mit geräucherter Forelle und Apfel

FÜR 2 PORTIONEN

2 ½ EL naturtrüber Bio-Apfelessig mit Essigmutter

2 EL Olivenöl

1 TL grober Senf, am besten Dijon-Senf

1 kleiner säuerlicher grüner Apfel (z. B. Granny Smith), gewaschen, geviertelt, ohne Kernhaus, in dünne Scheiben geschnitten

½ kleiner Fenchel, geputzt, gewaschen, in dünne Scheiben geschnitten (optional)

6 große Romanasalatblätter, gewaschen, in feine Streifen geschnitten

220 g geräuchertes Forellenfilet ohne Haut

Pfeffer aus der Mühle nach Belieben

4 Stängel Dill (optional, zum Dekorieren)

1. Essig, Öl und Senf in einer großen Schüssel zu einem cremigen Dressing verquirlen. Apfel, Fenchel (falls verwendet) und Romanasalat hinzugeben und alles gut vermengen, sodass alle Zutaten gleichmäßig mit Dressing überzogen sind.

2. Den Salat auf zwei Portionsteller geben und jeweils die Hälfte des Forellenfilets darauf verteilen. Nach Wunsch mit Pfeffer abschmecken und jeden Teller mit jeweils zwei Dillstängeln verzieren.

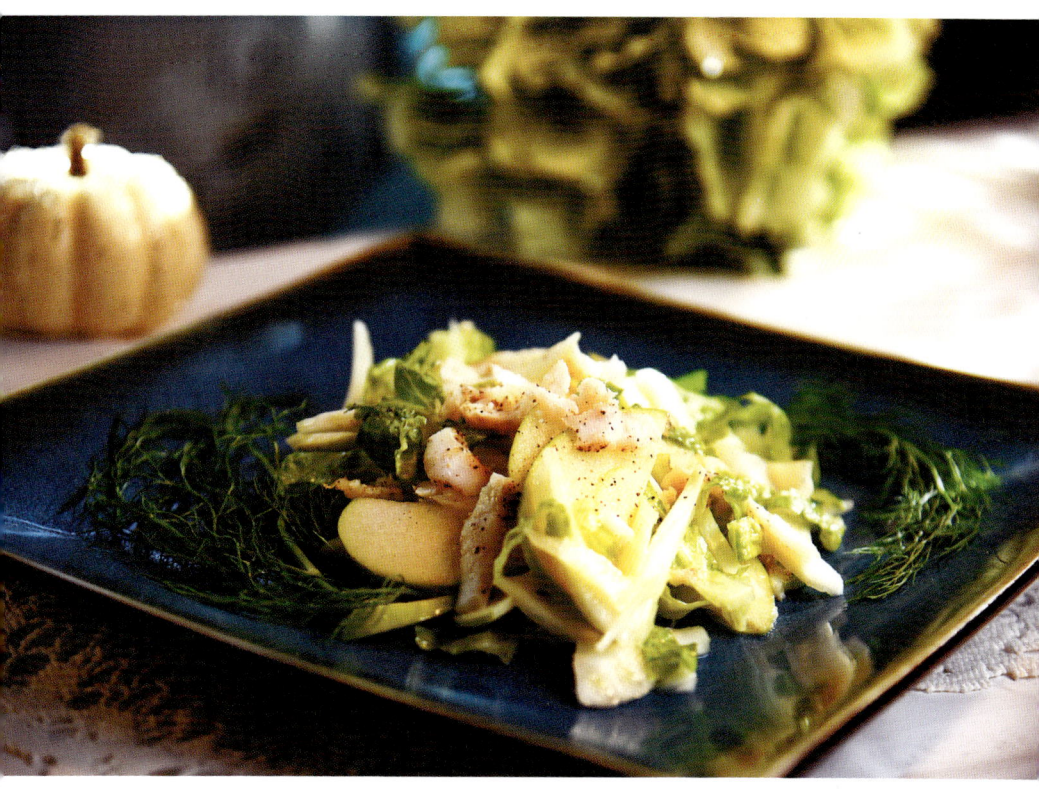

Salat mit Puten-Bacon

FÜR 2 PORTIONEN

2 EL plus 2 TL Olivenöl

1 kleine rote Zwiebel,
 geschält, halbiert,
 in Streifen geschnitten

125 ml naturtrüber Bio-Apfelessig
 mit Essigmutter

230 g Eisbergsalat, gewaschen,
 klein geschnitten

4 Scheiben ungepökelter Puten-
 Bacon, klein geschnitten

½ TL getrockneter Thymian

¼ TL schwarzer Pfeffer aus der
 Mühle

1. 2 TL Öl in einer kleinen Pfanne bei mittlerer Hitze erwärmen. Zwiebeln hinzugeben und unter gelegentlichem Umrühren braten, bis sie weich sind (etwa 2 Minuten).

2. Den Pfanneninhalt in eine kleine Schüssel geben. 10 Minuten bei Zimmertemperatur abkühlen lassen, dann den Essig einrühren. 1 Stunde bei Zimmertemperatur stehen lassen. Die Pfanne nicht abwaschen.

3. Salat in eine große Schüssel geben. 2 EL Öl in derselben Pfanne bei mittlerer Hitze erwärmen. Bacon hinzugeben und in etwa 3 Minuten kross braten.

4. Den Bacon zum Salat geben. Mit einem Schaumlöffel die Zwiebeln aus dem Essig heben und unter den Salat mischen. 2 EL des Zwiebel-Essigs sowie Thymian und Pfeffer hinzufügen. Alles gut vermengen. Salat auf zwei Portionsteller verteilen und servieren.

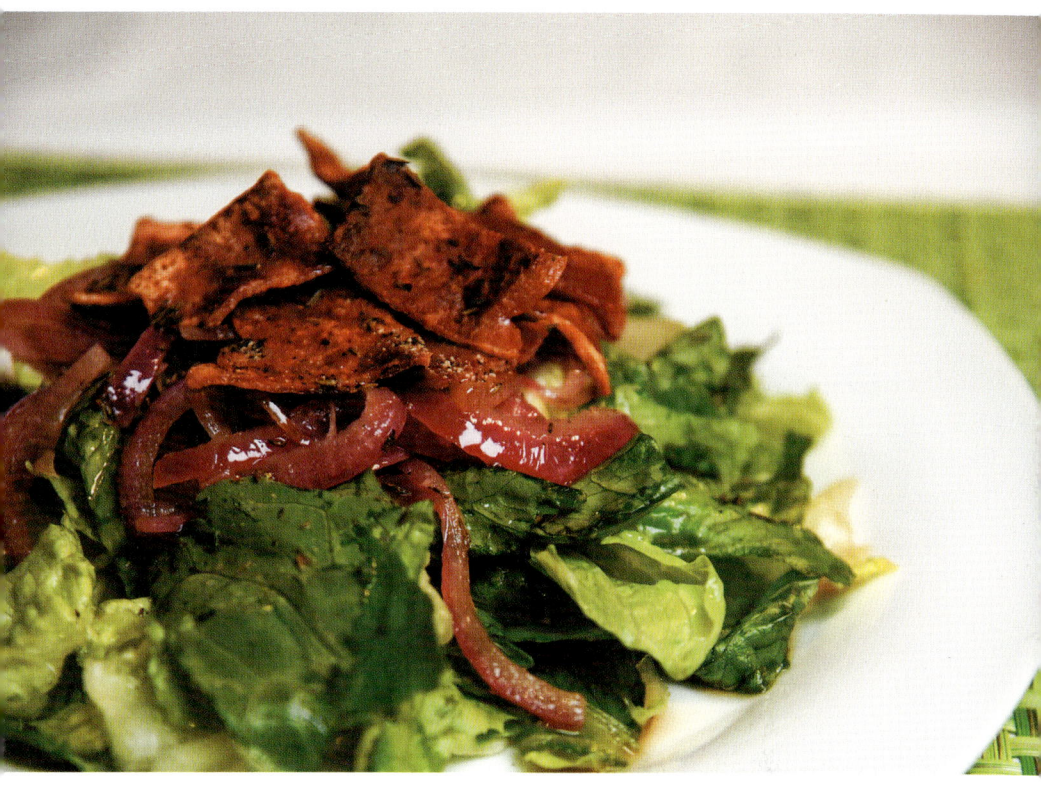

Zucchini-Spaghetti mit Zitrone und Parmesan

FÜR 4 PORTIONEN

3 EL Mandelblättchen
2 EL Olivenöl
ca. 700 g Zucchini-Spaghetti
1 ½ EL Zitronensaft

2 TL frische Thymianblätter
½ TL Salz
½ TL schwarzer Pfeffer aus der Mühle
50 g fein geriebener Parmesan

1. Die Mandeln in einer großen beschichteten Pfanne ohne Fett 3 Minuten bei mittlerer Hitze rösten, bis sie leicht gebräunt sind, dabei häufig umrühren. Mandeln in eine Schüssel füllen und beiseitestellen.

2. Öl gleichmäßig in der Pfanne verteilen und die Zucchini-Spaghetti hineingeben. Unter ständigem Rühren in 2 Minuten bissfest garen.

3. Zitronensaft, Thymian, Salz und Pfeffer hinzugeben. Gut verrühren, dann die gerösteten Mandeln und den Käse darüberstreuen. Vorsichtig unterheben, bis alles gut vermengt ist. Warm servieren.

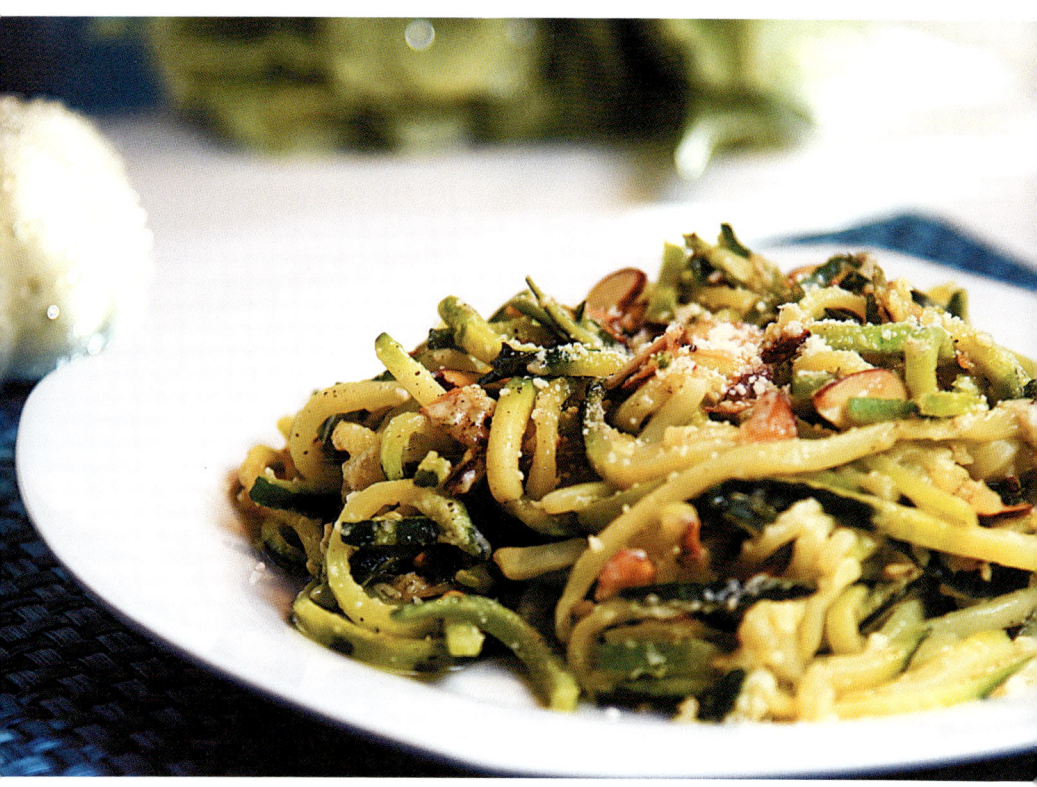

Krautsalat mit Hühnchen

FÜR 4 PORTIONEN

3 EL salzarme Sojasoße

3 EL ungewürzter Reisessig

1 EL Ingwersaft (oder 1 EL frischer, geriebener Ingwer oder gemahlener Ingwer)

Stevia nach Belieben (optional)

210 g Weißkraut, gewaschen, geraspelt (oder fertige Coleslaw-Mischung)

1 große rote Paprikaschote, geputzt, gewaschen, in sehr feine Streifen geschnitten

170 g Zuckerschoten, gewaschen, der Länge nach in dünne Streifen geschnitten

30 g geröstete, ungesalzene Erdnüsse

450 g Hühnerfleisch, in finger-dicke Streifen geschnitten

½ TL Fünf-Gewürze-Pulver

½ TL Salz

Olivenöl-Kochspray

1. Sojasoße, Reisessig, Ingwersaft und Stevia (falls verwendet) in einer großen Schüssel zu einer Soße verquirlen. (Verdoppeln Sie die Zutatenmenge, wenn Sie mehr Soße haben möchten.)

2. Weißkraut, Paprika, Zuckerschoten und Erdnüsse in die Schüssel geben. Gründlich vermengen.

3. Das Fleisch mit Fünf-Gewürze-Pulver und Salz würzen.

4. Eine beschichtete Pfanne oder eine Grillpfanne leicht mit Kochspray einsprühen. 1–2 Minuten auf mittlerer Hitze erwärmen, dann das Fleisch hineingeben und 4 Minuten braten, bis es gar ist, dabei ein- oder zweimal wenden. Die Hühnerstreifen auf dem Salat verteilen und Salat servieren.

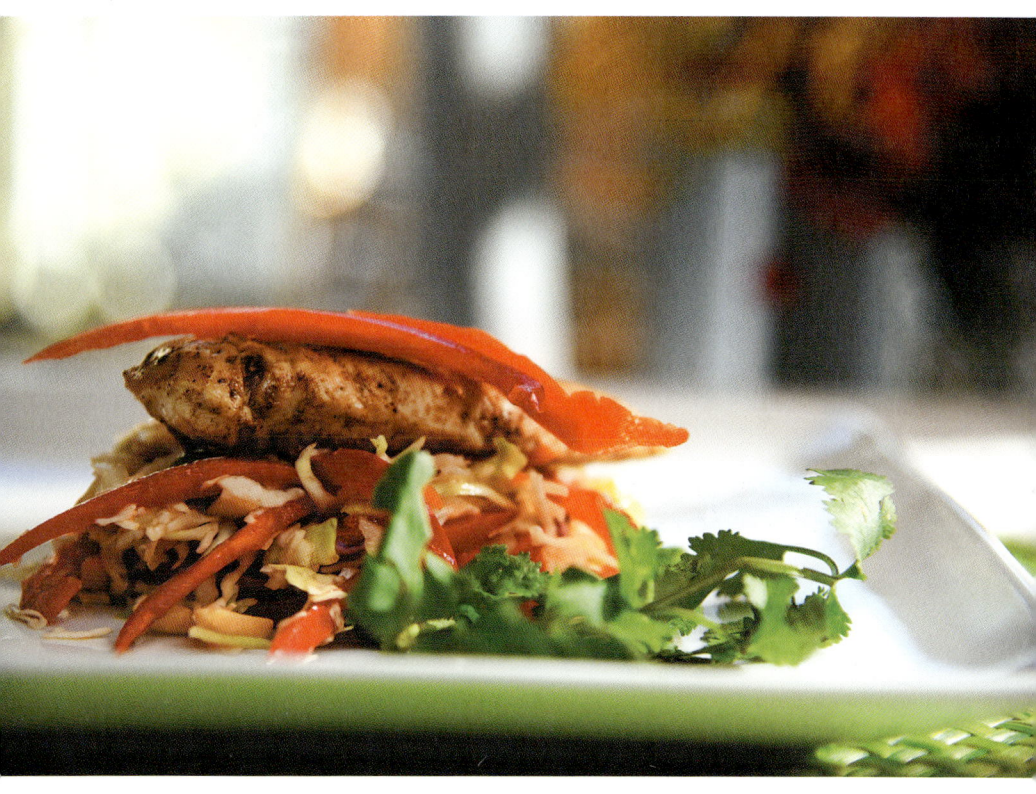

Spinatsalat mit Birnen und Räucherlachs

FÜR 4 PORTIONEN

50 g Pekannusskerne, gehackt

600 g Babyspinat, verlesen, gewaschen

2 EL Walnussöl

1 EL ungezuckerter Cranberry- oder Himbeeressig

¼ TL Salz

¼ TL schwarzer Pfeffer aus der Mühle

1 große reife, aber feste Birne, gewaschen, Stiel und Kernhaus entfernt, in 8 Spalten geschnitten

8 Scheiben (à etwa 30 g) Räucherlachs

1. Die gehackten Pekannusskerne in einer kleinen Pfanne ohne Fett bei mittlerer Hitze 2 Minuten rösten, bis sie leicht gebräunt sind und duften; dabei mehrmals umrühren. Pfanne vom Herd nehmen und Pekanuss- kerne beiseitestellen.

2. Spinat, Öl, Essig, Salz und Pfeffer in einer großen Schüssel vermengen, bis die Blätter mit dem Dressing überzogen sind. Auf vier Portionsteller vertei- len und mit den Pekannüssen garnieren. Die vorbereiteten Birnenspalten und Lachsscheiben ebenfalls auf den Tellern anrichten.

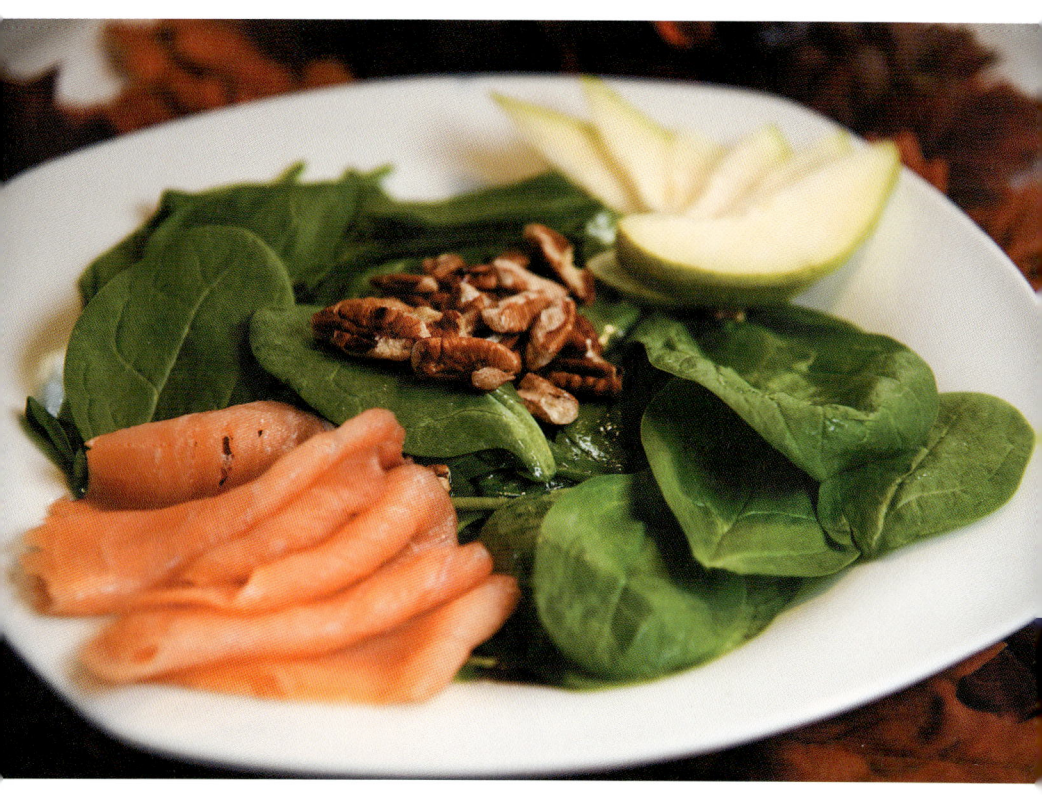

Putenburger auf Salat

FÜR 4 PORTIONEN

170 g weiße Champignons,
  gesäubert

450 g Putenbrust-Hackfleisch

½ TL getrockneter Salbei

½ TL getrockneter Thymian

½ TL Zwiebelpulver

½ TL Salz

½ TL schwarzer Pfeffer aus der
  Mühle

Olivenöl-Kochspray

230 g Eisbergsalat, geputzt,
  gewaschen, klein geschnitten

1 mittelgroße Fleischtomate
  (etwa 200 g), gewaschen,
  klein geschnitten

1 kleine Gurke (etwa 65 g),
  geschält, klein geschnitten

1 kleine grüne Paprikaschote
  (etwa 75 g), geputzt,
  gewaschen, klein geschnitten

2 mittelgroße Stangen
  Staudensellerie, gewaschen,
  in dünne Streifen geschnitten

2 ½ EL Olivenöl

2 ½ EL Rotweinessig

½ TL getrockneter Oregano

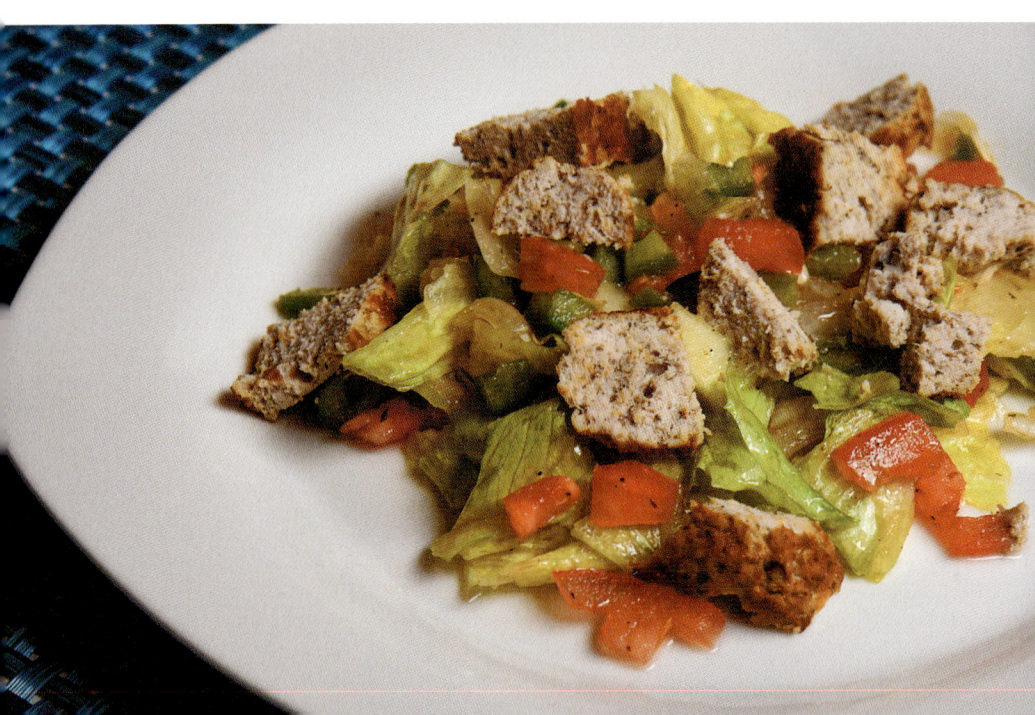

1. Die Pilze in einen Mixer geben, Deckel auflegen und Pilze grob hacken.

2. Die Pilze auf drei Lagen Küchenpapier geben, das Papier über den Pilzen zusammenschlagen und die Pilze über dem Spülbecken gut ausdrücken.

3. Pilze in eine mittelgroße Schüssel füllen. Putenfleisch, Salbei, Thymian, Zwiebelpulver, ¼ TL Salz und ¼ TL schwarzen Pfeffer hinzugeben. Alles zu einer gleichmäßigen Masse vermischen. Zwei gleich große, etwa 1 ½ cm dicke Bratlinge formen.

4. Eine beschichtete Pfanne leicht mit dem Kochspray einsprühen. 1–2 Minuten bei mittlerer Hitze erwärmen, dann die Bratlinge in die Pfanne geben und 8 Minuten braten, bis sie braun und gar sind, dabei einmal wenden.

5. Unterdessen Salat, Tomate, Gurke, Paprika, Sellerie, Öl, Essig, Oregano, die restlichen ¼ TL Salz und Pfeffer in einer großen Schüssel gründlich vermengen.

6. Den Salat auf vier Portionsteller verteilen. Die Putenbratlinge in kleine Stücke schneiden und auf dem Salat verteilen.

Caesar's Salad mit Krebsfleisch

FÜR 4 PORTIONEN

60 ml zuckerfreie Mayonnaise

2 EL Zitronensaft

1 mittelgroße Knoblauchzehe, geschält, gehackt (etwa 1 TL)

1 Anchovisfilet aus dem Glas, abgetropft, gehackt

1 TL Krustentier- oder Fischgewürz

200 g Romanasalat, gewaschen, klein geschnitten

1 große grüne Paprikaschote (etwa 150 g), geputzt, gewaschen, klein geschnitten

2 mittelgroße Stangen Staudensellerie, gewaschen, in dünne Scheiben geschnitten

2 mittelgroße Frühlingszwiebeln, geputzt, gewaschen, in dünne Ringe geschnitten

220 g Krebsfleisch aus der Dose (auf Schalenreste und Knorpel prüfen), abgetropft

½ TL edelsüßes Paprikapulver

½ TL schwarzer Pfeffer aus der Mühle

1. Mayonnaise, Zitronensaft, Knoblauch, Anchovis und Gewürzmischung in einer großen Schüssel gründlich verquirlen.

2. Romanasalat, Paprikaschote, Sellerie und Frühlingszwiebeln unterheben. Gut vermengen, sodass der Salat mit dem Dressing überzogen ist. Auf vier Portionsteller verteilen.

3. Das Krebsfleisch gleichmäßig auf dem Salat verteilen, dann mit Paprikapulver und schwarzem Pfeffer bestreuen. Nach Belieben noch mit etwas Salz und mehr Pfeffer abschmecken.

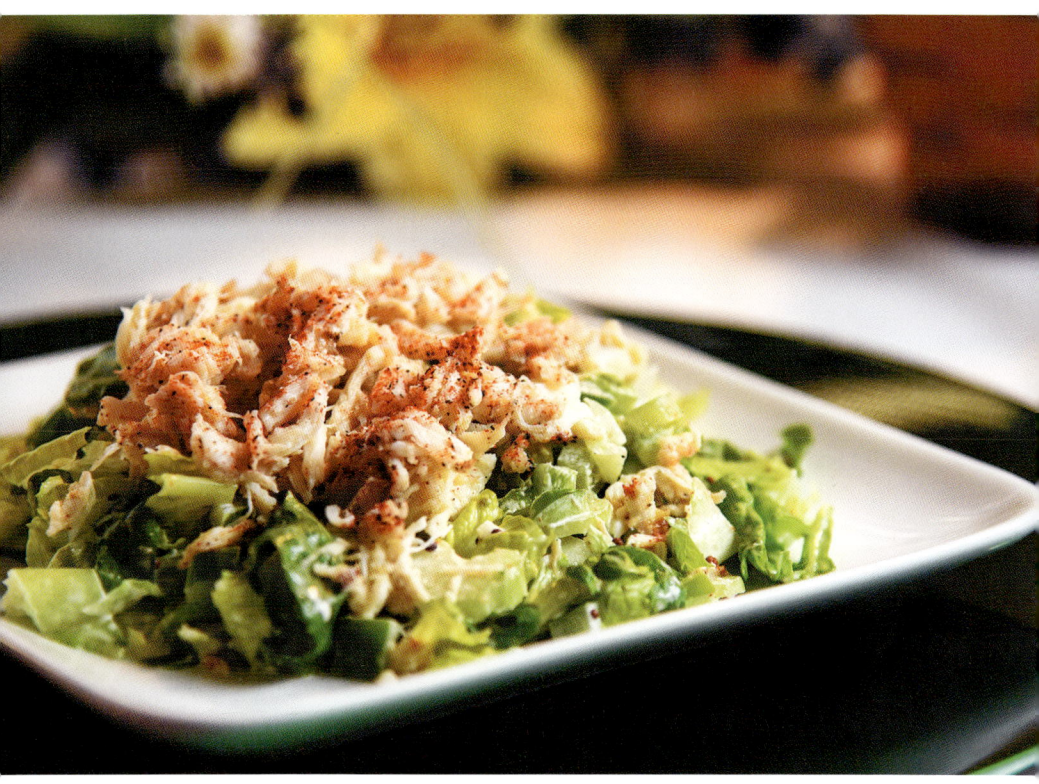

Vegetarischer Gumbo-Eintopf

FÜR 4 PORTIONEN

2 EL Erdnussöl

½ mittelgroße Zwiebel
(etwa 80 g), geschält,
in feine Ringe geschnitten

2 mittelgroße Stangen
Staudensellerie, gewaschen,
in dünne Scheiben
geschnitten

1 kleine grüne Paprikaschote
(etwa 75 g), geputzt,
gewaschen, klein geschnitten

800 g stückige Tomaten aus der
Dose

750 ml ungesalzene Gemüsebrühe

340 g TK-Okraschoten, klein
geschnitten (nicht aufgetaut)

240 g rote Bohnen aus der Dose,
abgespült, abgetropft

50 g grüne Linsen oder Puy-Linsen

40 g ungekochter Buchweizen,
Quinoa oder Hirse

ca. 1 ½ EL Cajun-Gewürz-
mischung

ein paar Spritzer scharfe
Chilisoße (z. B. Tabasco)
nach Belieben

1. Öl in einem großen gusseisernen Topf bei mittlerer Hitze erwärmen. Zwiebel, Sellerie und Paprikaschote hinzugeben. Unter häufigem Umrühren 5 Minuten garen, bis das Gemüse weich ist.

2. Tomaten und Brühe dazugeben, gut umrühren. Okraschoten, Bohnen, Linsen, Buchweizen, Cajun und Chilisoße einrühren. Eintopf auf mittlerer bis hoher Stufe zum Kochen bringen, dabei häufig umrühren.

3. Deckel auflegen, Hitze reduzieren und Eintopf unter gelegentlichem Umrühren 1 Stunde köcheln lassen, bis Linsen und Buchweizen weich sind und das Ganze etwas eingedickt ist.

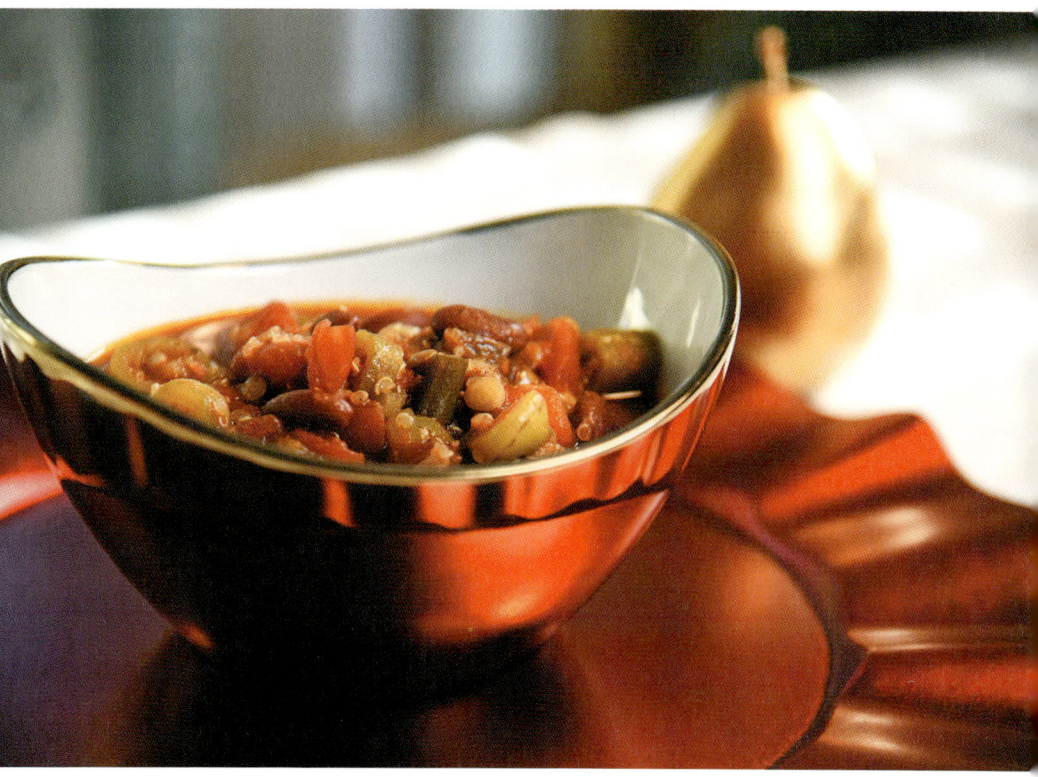

Würziges Zitronenhuhn

FÜR 4 PORTIONEN

2 Hühnerbrüste (à ca. 450 g) ohne Haut, quer halbiert

2 kleine Zitronen, gewaschen

2 EL weißer Balsamicoessig

2 EL Olivenöl

2 mittelgroße Knoblauchzehen, geschält, gehackt (etwa 2 TL)

6 Zweige frischer Thymian, gewaschen

6 Zweige frischer Oregano, gewaschen

½ TL Salz

ca. ½ TL Chiliflocken

1. Hühnerfleisch in einen 4-Liter-Gefrierbeutel geben. Die Zitronen halbieren, ausdrücken und den Saft sowie die Zitronenhälften in den Beutel füllen.

2. Essig, Öl, Knoblauch, Thymian, Oregano, Salz und Chiliflocken dazugeben. Den Beutel verschließen und von außen Gewürze und Flüssigkeiten in das Fleisch einmassieren. Mindestens 1 Stunde im Kühlschrank marinieren lassen.

3. Den Ofenrost in der Ofenmitte platzieren, den Ofen auf 160 °C Ober-/Unterhitze (Umluft 140 °C) vorheizen.

4. Den Beutelinhalt in eine quadratische Auflaufform füllen; die Oberseite der Hühnerbrüste zeigt nach oben. Huhn 30 Minuten im Ofen backen.

5. Form aus dem Ofen nehmen. Den (heißen!) Rost ungefähr 20 cm unter die Grilleinheit schieben. Grill anschalten. Form wieder in den Ofen geben und das Hühnchen in 6 Minuten goldbraun grillen, dabei einmal wenden. Mit einem Fleischthermometer die Kerntemperatur messen, sie sollte bei etwa 85 °C liegen.

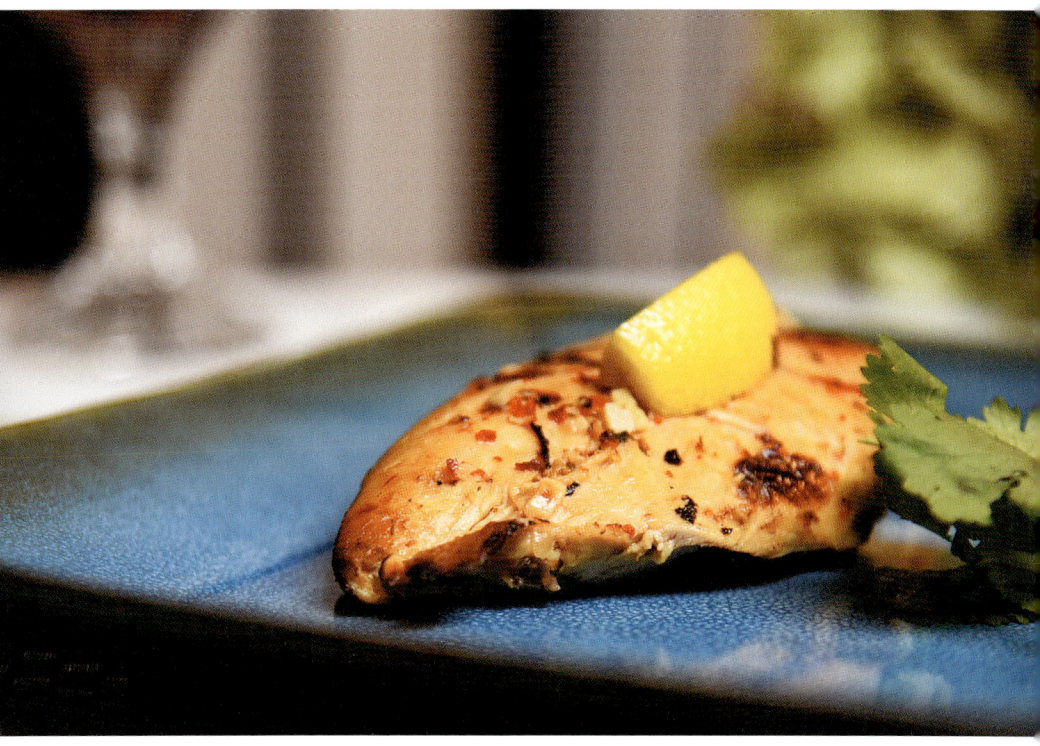

Braune Reisnudeln mit Huhn

FÜR 4 PORTIONEN

340 g dünne braune Reisnudeln

175 ml ungesalzene
  Hühnerbrühe

120 ml salzarme Sojasoße

60 ml ungewürzter Reisessig

2 EL Limettensaft

ca. 1 EL Chilisoße
  (z. B. Sriracha oder Tabasco)

Stevia nach Belieben (optional)

2 EL Erdnussöl

6 Frühlingszwiebeln, geputzt,
  gewaschen, in dünne Ringe
  geschnitten

1 EL frischer Ingwer, gehackt

450 g Hühnerfleisch,
  in Stücke geschnitten

ca. 15 g frische Basilikumblätter,
  gehackt

30 g geröstete ungesalzene
  Erdnüsse

1. Die Reisnudeln in eine Auflaufform (33 x 23 cm) füllen. Mit sehr heißem Leitungswasser übergießen, sodass sie ganz damit bedeckt sind. 15 Minuten beiseitestellen.

2. Unterdessen Brühe, Sojasoße, Essig, Limettensaft, Chilisoße und Stevia (falls verwendet) in einer mittelgroßen Schüssel gründlich verquirlen.

3. Einen großen Wok bei mittlerer Hitze erwärmen. Öl hineingeben, dann Frühlingszwiebeln und Ingwer darin unter Rühren 1 Minute braten.

4. Das Hühnerfleisch dazugeben und 2 Minuten rundum anbraten. Die Brühemischung angießen und unter Rühren zum Kochen bringen.

5. Nudeln durch ein Sieb abgießen und ebenfalls in den Wok geben. 3 Minuten unter Rühren garen, bis etwa ¾ der Flüssigkeit aufgesogen sind. Vor dem Servieren mit Basilikum und Erdnüssen bestreuen.

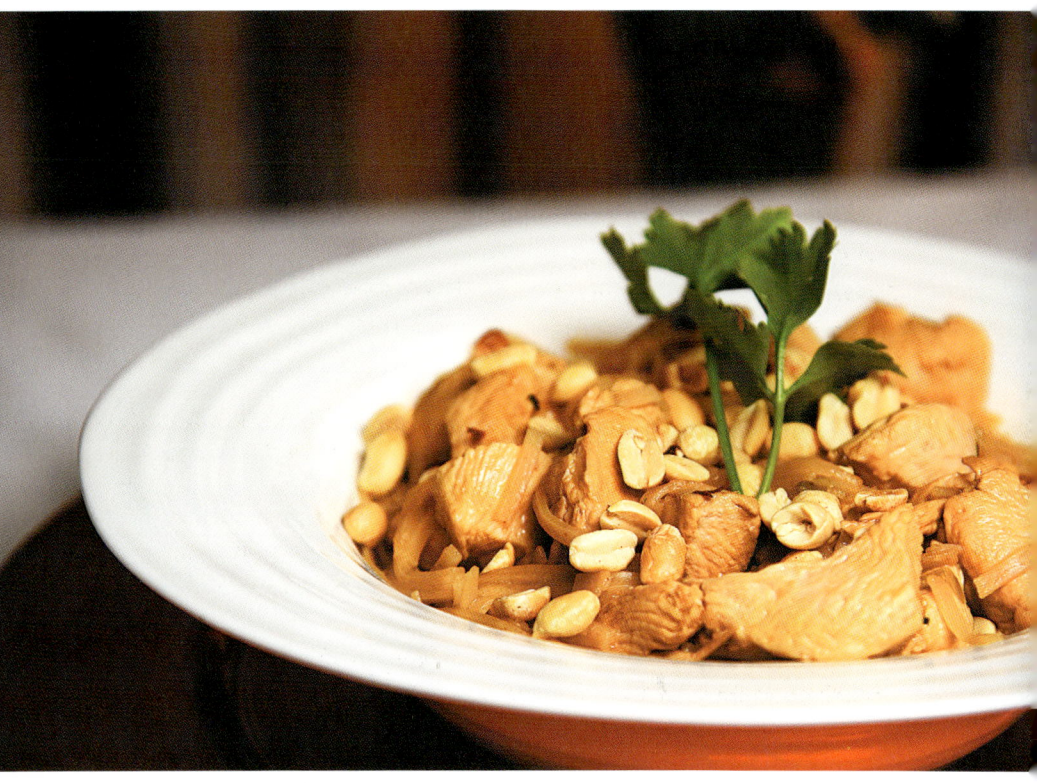

Steak mit Mais-Salsa

FÜR 4 PORTIONEN

1 Rindersteak (340 g)
ohne Knochen

1 EL Olivenöl

½ TL Salz

½ TL schwarzer Pfeffer aus der
Mühle

½ kleine rote Zwiebel
(etwa 55 g), geschält,
gewürfelt

1 kleine grüne Paprikaschote
(etwa 75 g), geputzt,
gewaschen, klein geschnitten

150 g TK-Maiskörner
(nicht aufgetaut)

½ TL gemahlener Kreuzkümmel

½ TL getrockneter Oregano

½ TL geräuchertes Paprikapulver

12 Cherrytomaten, gewaschen,
halbiert

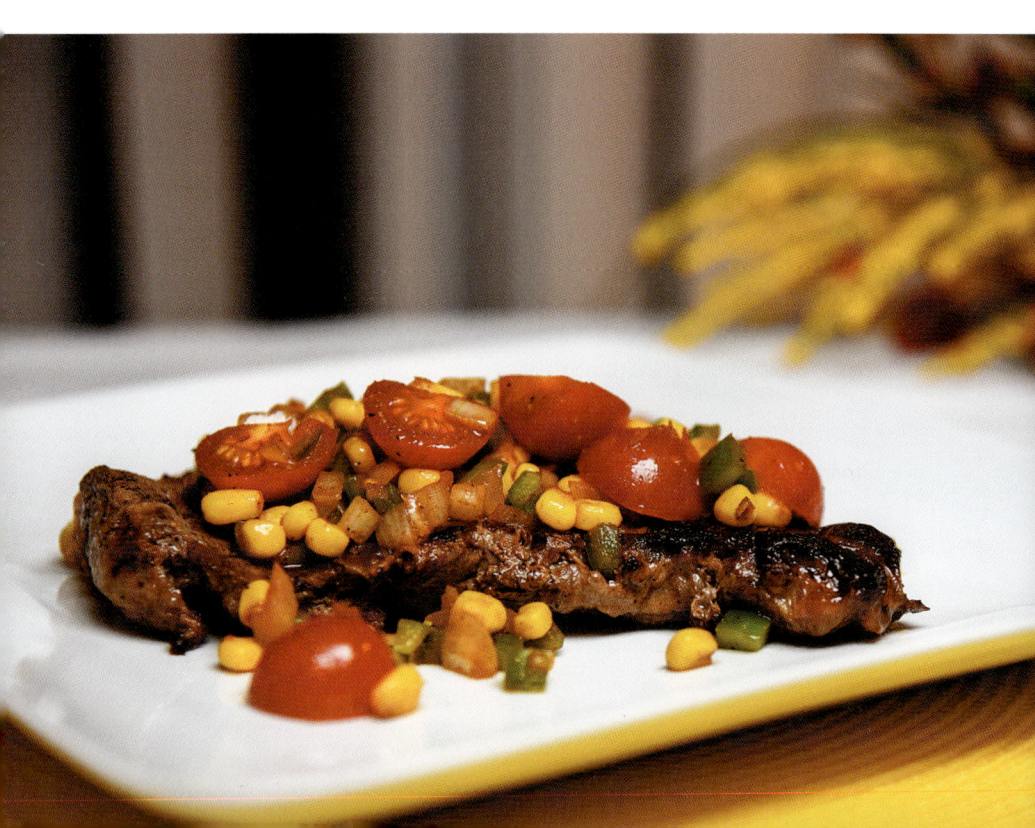

1. Den Rost in der Ofenmitte platzieren; Ofen auf 200 °C Ober-/Unterhitze (Umluft 180 °C) vorheizen.

2. Eine große gusseiserne Pfanne auf hoher Stufe erwärmen, bis sie zu rauchen beginnt.

3. Das Steak mit Öl einreiben, dann mit Salz und schwarzem Pfeffer würzen. In der Pfanne 5 Minuten auf einer Seite scharf anbraten, ohne das Fleisch zu bewegen.

4. Das Steak wenden und die Pfanne in den Ofen stellen. Fleisch in 5 Minuten medium-rare grillen.

5. Die (heiße!) Pfanne aus dem Ofen nehmen. Steak auf ein Schneidebrett legen und ruhen lassen. Pfanne wieder bei großer Hitze auf den Herd stellen. Zwiebel und Paprikaschote hineingeben und unter häufigem Rühren 2 Minuten braten, bis das Gemüse weich ist.

6. Mais, Kreuzkümmel, Oregano und Paprikapulver einrühren und kurz mitbraten. Tomaten dazugeben und unter häufigem Rühren 1 Minute garen, bis sie erwärmt sind und etwas weich werden (aber nicht ganz zerfallen sind). Pfanne vom Herd nehmen.

7. Steak in Streifen schneiden und diese auf vier Portionsteller verteilen. Die warme Mais-Salsa mit dem Löffel auf dem Fleisch verteilen.

Spinatsalat mit Walnüssen, Apfel und Pute

FÜR 4 PORTIONEN

900 g Babyspinat, gewaschen

2 EL Olivenöl

230 g geräucherter Putenschinken, gewürfelt

2 mittelgroße Stangen Staudensellerie, gewaschen, in dünne Scheiben geschnitten

1 großer säuerlicher Apfel (z. B. Granny Smith), gewaschen, ohne Kernhaus, gewürfelt

65 g gehackte Walnusskerne

2 EL naturtrüber Bio-Apfelessig mit Essigmutter

2 TL Dijonsenf

schwarzer Pfeffer aus der Mühle

1. Spinat in eine große Servierschüssel geben.

2. Das Öl in einer großen beschichteten Pfanne bei mittlerer Hitze erwärmen. Putenschinken, Sellerie, Apfel und Walnüsse hinzugeben. Unter häufigem Umrühren 2 Minuten braten, bis alles erwärmt ist.

3. Essig und Senf einrühren, sodass alle Zutaten gut damit überzogen sind. Pfanneninhalt auf die Spinatblätter geben und unterheben, sodass der Spinat etwas zusammenfällt. Vor dem Servieren mit Pfeffer bestreuen.

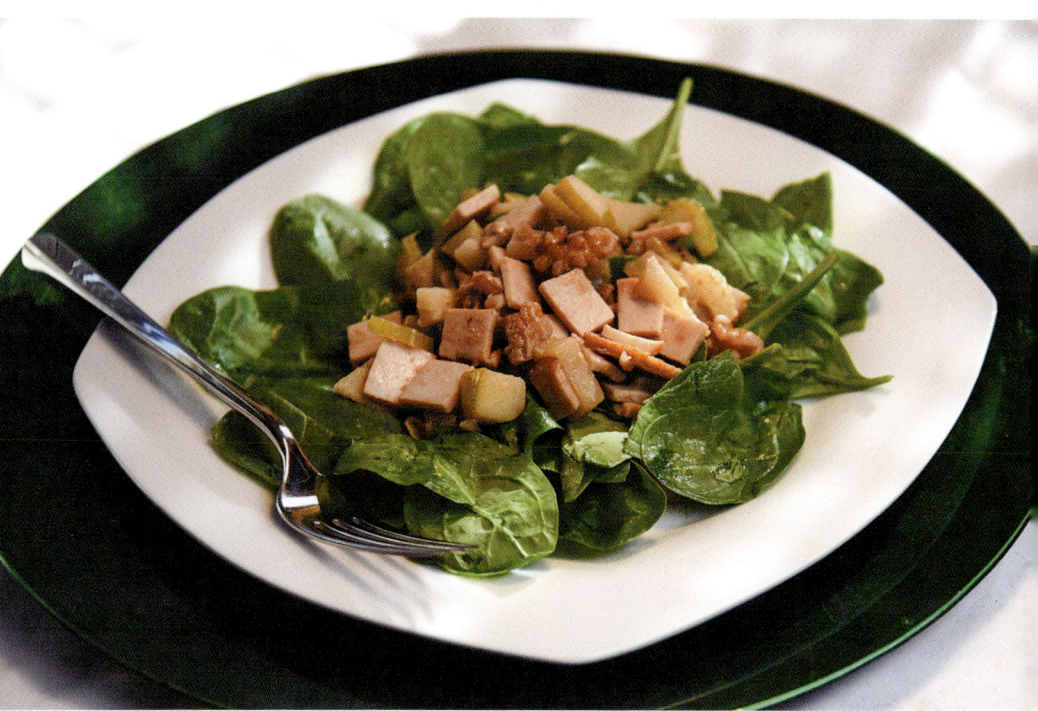

Kabeljau-Meeresfrüchte-Päckchen

FÜR 4 PORTIONEN

2 mittelgroße Zucchini, geputzt, gewaschen, gewürfelt

50 g grüne Oliven, ohne Stein, in Scheiben geschnitten

2 Gläser (à 230 g) eingelegte Artischockenherzen, abgetropft

12 Cherrytomaten, gewaschen, halbiert

4 Kabeljaufilets (à 115 g), ohne Haut

4 Rosmarinzweige, gewaschen

2 TL Cajun-Gewürzmischung

1. Den Ofen auf 200 °C Ober-/Unterhitze (Umluft 180 °C) vorheizen.

2. Zucchini, Oliven, Artischockenherzen und Tomaten in einer mittelgroßen Schüssel vermischen.

3. Auf die Arbeitsfläche ein Stück Alufolie und darauf ein Stück Backpapier legen. Ein Fischfilet und einen Rosmarinzweig mittig auf das Papier setzen. ¼ der Gemüsemischung darauf verteilen und mit ½ TL Cajun-Gewürzmischung bestreuen.

4. Backpapier und Alufolie über dem Fisch und dem Gemüse zusammenfalten, sodass das Päckchen dicht verschlossen ist. Auch die Enden fest verschließen. Den Vorgang dreimal wiederholen.

5. Die verschlossenen Päckchen auf ein Backblech setzen und 20 Minuten im Ofen garen. Päckchen aus dem Ofen holen, auf dem Backblech 5 Minuten abkühlen lassen, erst dann öffnen und servieren.

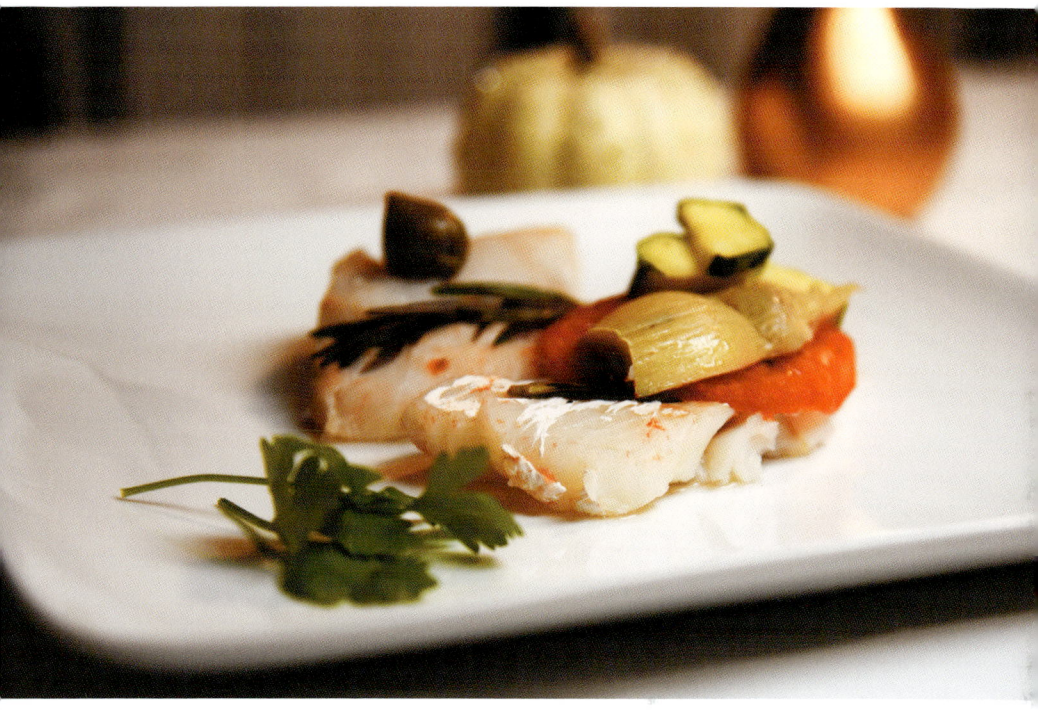

Wels in Mandelkruste

FÜR 4 PORTIONEN

50 g Mandelblättchen
50 g Vollkorn-Semmelbrösel
2 TL getrocknete italienische
  Gewürzmischung
½ TL Salz
450 g Welsfilets ohne Haut,
  in 4 Stücke geschnitten

Olivenöl-Kochspray
4 mittelgroße Fleischtomaten,
  gewaschen, in dünne
  Scheiben geschnitten
16 frische Basilikumblätter,
  gewaschen, in feine Streifen
  geschnitten

1. Ofen auf 190 °C Ober-/Unterhitze (Umluft 170 °C) vorheizen. Ein Backblech mit Backpapier auslegen.

2. Mandeln, Semmelbrösel, italienische Gewürzmischung und Salz auf
   einem großen Speiseteller vermischen.

3. Fischfilets mit Kochspray einsprühen, dann im Mandelgemisch wenden,
   sodass der Fisch gleichmäßig damit überzogen ist. Wels auf das vorbereitete Backblech legen.

4. Die Filets auf der Oberseite nochmals leicht mit Kochspray einsprühen,
   dann 25 Minuten im Ofen backen, bis sie braun und knusprig sind.

5. Tomatenscheiben auf vier Portionstellern anrichten. Auf jeden Teller ein
   Fischfilet geben und mit Basilikum bestreuen.

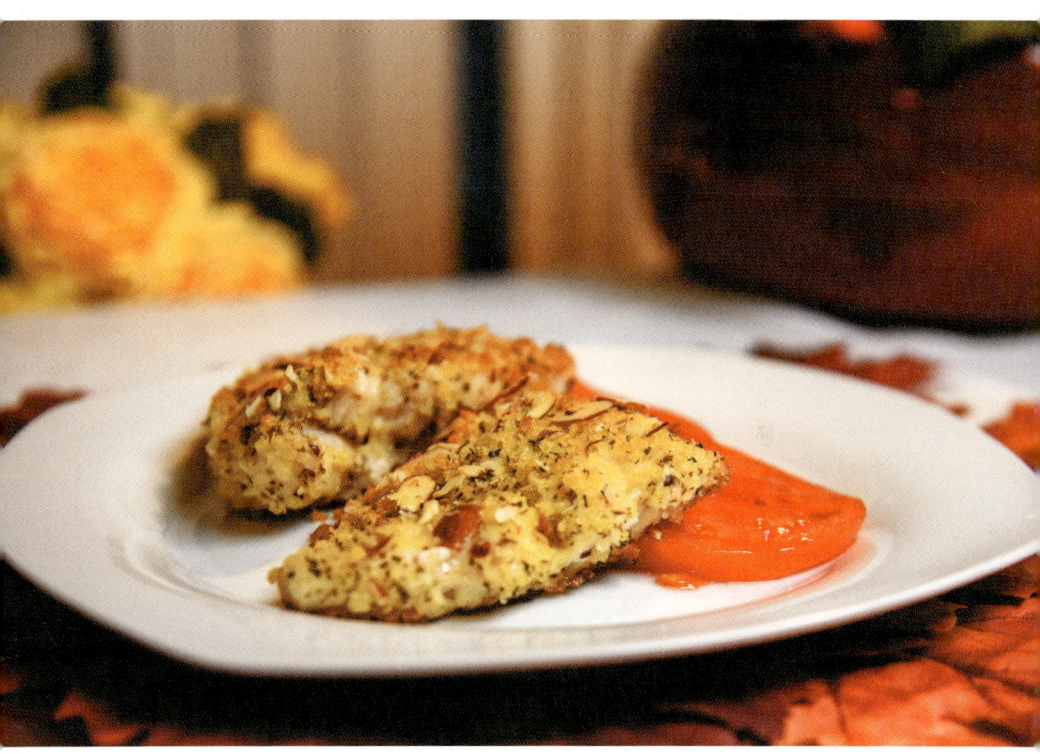

Gegrillte Koriandergarnelen

FÜR 4 PORTIONEN

5 mittelgroße grüne Paprikaschoten, geputzt, gewaschen,
klein geschnitten

1 große Zwiebel (etwa 240 g),
geschält, gewürfelt

1 kleine frische Jalapeño,
gewaschen, geputzt,
ohne Kerne, klein geschnitten

2 EL Olivenöl

2 mittelgroße Knoblauchzehen,
geschält, gehackt (etwa 2 TL)

½ TL gemahlener Kreuzkümmel

¼ TL Salz

450 g mittelgroße Garnelen
(etwa 30 Stück), ohne Schale
und Darm

15 g frischer Koriander, gehackt

1 kleine Limette, gewaschen,
geviertelt

1. Den Rost in der Mitte des Ofens platzieren; Ofen auf 190 °C Ober-/Unter-
hitze (Umluft 170 °C) vorheizen.

2. Paprikaschoten, Zwiebel, Jalapeño, Öl, Knoblauch, Kreuzkümmel und
Salz in einer großen ofenfesten Pfanne gut vermischen. Unter gelegentlichem Umrühren 25 Minuten im Ofen garen.

3. Garnelen und Koriander einrühren. 7 Minuten im Ofen weitergaren, bis
die Garnelen rosa und fest sind. Limettenviertel über dem Garnelen-
gemisch ausdrücken, gut umrühren und das Gericht warm servieren.

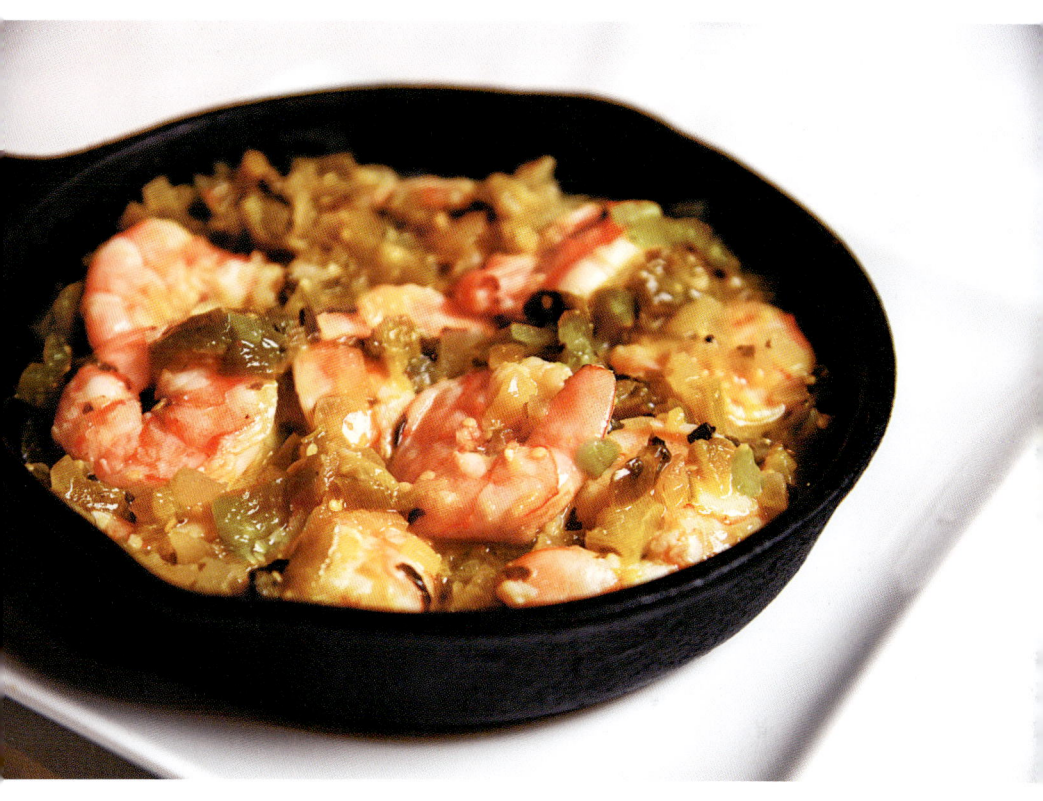

Heilbutt in Balsamicoessig mit Tomaten

FÜR 4 PORTIONEN

4 Heilbuttfilets (à 115 g) ohne Haut
600 g Cherrytomaten,
  gewaschen
1 mittelgroße Bio-Orange,
  gewaschen
2 EL Olivenöl

1 EL frischer Rosmarin, gehackt
½ TL Salz
½ TL schwarzer Pfeffer aus der
  Mühle
2 TL Balsamicoessig

1. Ofen auf 190 °C Ober-/Unterhitze (Umluft 170 °C) vorheizen. Ein großes Backblech mit Backpapier auslegen.

2. Fischfilets auf das vorbereitete Backblech legen. Tomaten um die Filets herum verteilen.

3. Mit einer Vierkantreibe Orangenzesten abraspeln und über dem Ganzen verteilen. Öl über Fisch und Tomaten träufeln, dann Rosmarin, Salz und Pfeffer darüberstreuen.

4. Fisch 15 Minuten im Ofen backen, bis er auseinanderfällt, wenn man mit einer Gabel daraufdrückt. Vor dem Servieren Fisch und Tomaten mit dem Essig beträufeln.

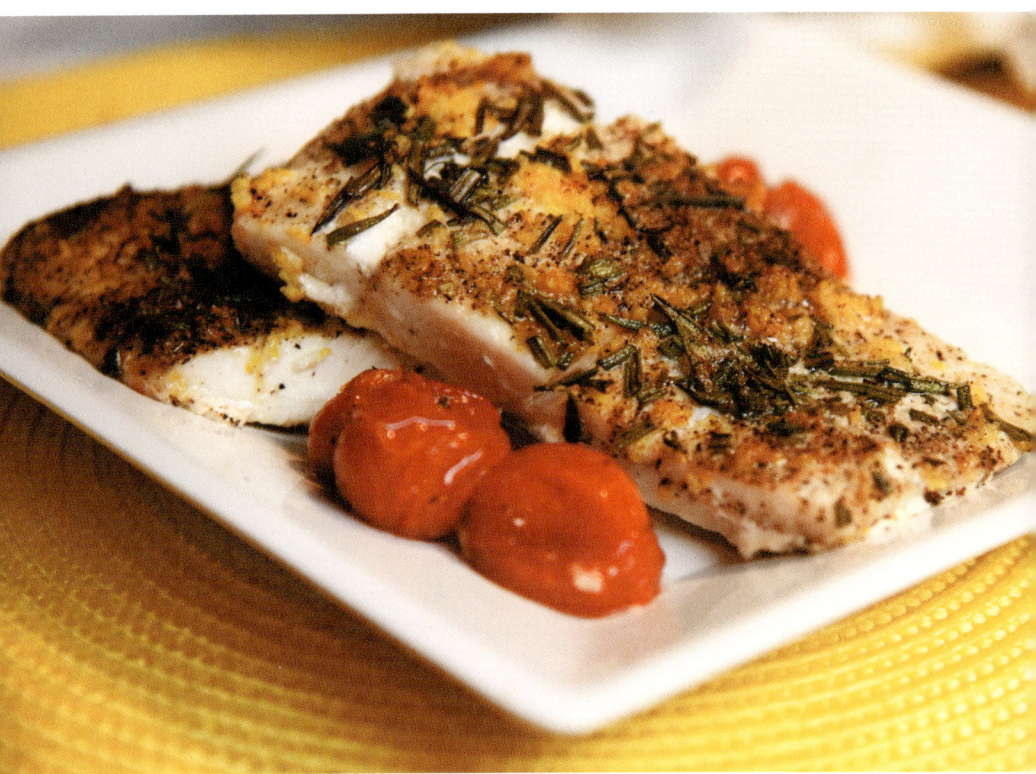

Rinderfilet mignon mit Kräutersoße

FÜR 2 PORTIONEN

15 g frische Basilikumblätter, gewaschen

15 g Rucola, gewaschen

3 EL Olivenöl

2 EL naturtrüber Bio-Apfelessig mit Essigmutter

1 EL Pinienkerne oder Mandelblättchen

1 mittelgroße Knoblauchzehe, geschält

½ TL Salz

ca. ¼ TL Chiliflocken

Wasser nach Bedarf

Olivenöl-Kochspray

2 Rinderfilets mignon (à 170 g)

½ TL schwarzer Pfeffer aus der Mühle

1. Basilikum, Rucola, Öl, Essig, Pinienkerne, Knoblauch, ¼ TL Salz und die Chiliflocken in einen Mixer geben. Deckel auflegen und die Zutaten pürieren, dabei teelöffelweise Wasser zugeben, bis das Gemisch eine sämige Konsistenz aufweist. Währenddessen den Mixer einmal ausschalten und die Reste von den Seiten nach unten streichen, dann weitermixen.

2. Eine Grillpfanne leicht mit Kochspray einsprühen. Die Pfanne bei mittlerer bis hoher Hitze einige Minuten vorwärmen. Filets mit dem restlichen Salz und dem schwarzen Pfeffer würzen.

3. Steaks in die Grillpfanne geben und in 5–6 Minuten medium-rare braten, dabei einmal wenden. Die Steaks auf zwei Teller geben und mit der Soße garnieren.

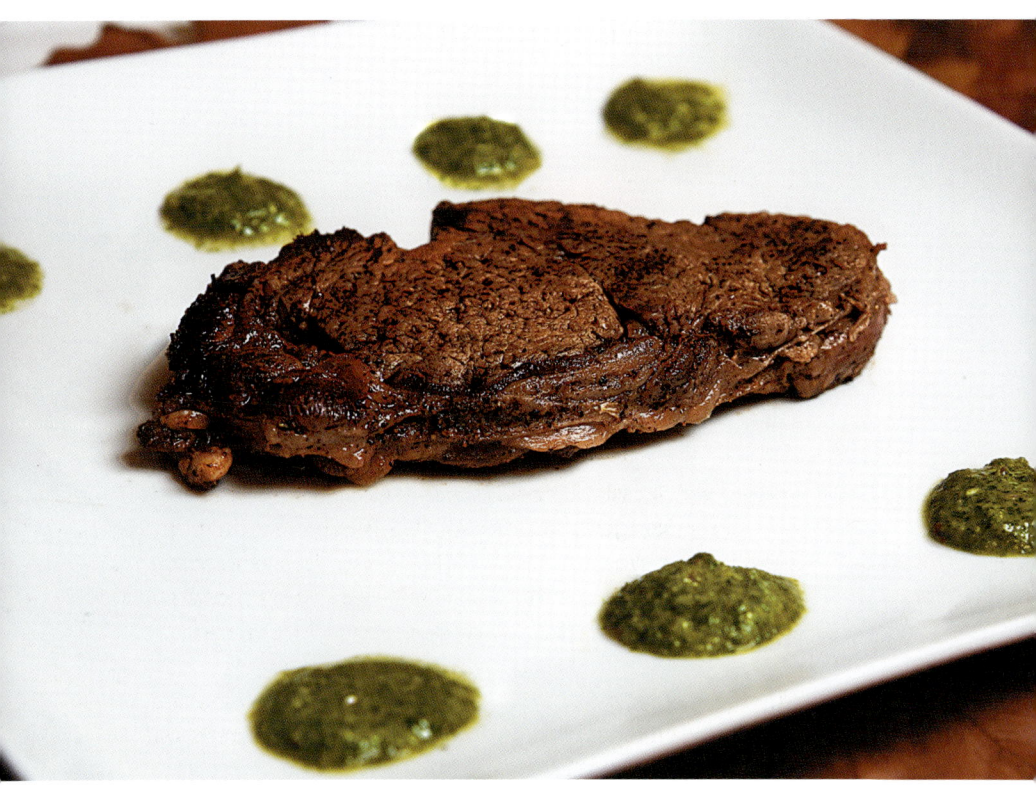

Flanksteak

FÜR 4 PORTIONEN

2 EL Olivenöl

2 EL frischer Salbei, gehackt

2 EL Zitronenabrieb

1 mittelgroße Knoblauchzehe, geschält, gehackt (etwa 1 TL)

½ TL Salz

½ TL schwarzer Pfeffer aus der Mühle

450 g Flanksteak

1. Öl, Salbei, Zitronenabrieb, Knoblauch, Salz und Pfeffer in einer kleinen Schüssel vermischen. Das Steakfleisch von beiden Seiten damit einreiben.

2. Eine beschichtete Pfanne bei mittlerer Hitze einige Minuten erwärmen. Das Steak hineingeben und 10 Minuten braten, bis es medium-rare ist, dabei einmal wenden. Dann das Steak auf ein Schneidebrett legen.

3. Fleisch in sehr feine Streifen schneiden und servieren.

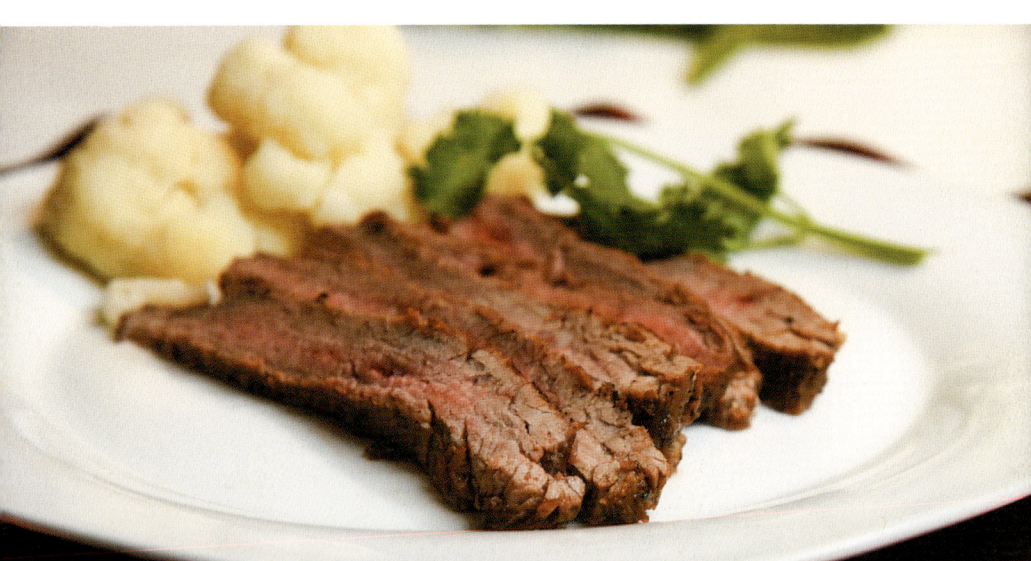

Snacks

Würziger Erdnussdip

FÜR 4–6 PORTIONEN

60 ml Kokosmilch

60 ml salzarme Sojasoße

3 EL naturtrüber Bio-Apfelessig
mit Essigmutter

2 EL frischer Ingwer, gehackt

170 g cremige, ungesalzene
Erdnussbutter

1 EL Honig

2 TL scharfe Chilisoße
(z. B. Sriracha oder Tabasco)

1 TL Knoblauch, geschält,
gehackt

½ TL Currypulver

Kokosmilch, Sojasoße, Essig, Ingwer, Erdnussbutler, Honig, Chilisoße, Knoblauch und Currypulver in einen Mixer geben. Deckel auflegen und alles zu einer glatten Creme verarbeiten. Den Mixer dabei einmal anhalten und die Reste von den Seiten nach unten streichen. Dip in eine Servierschale füllen. Sofort servieren oder bis zu 2 Tage im Kühlschrank aufbewahren.

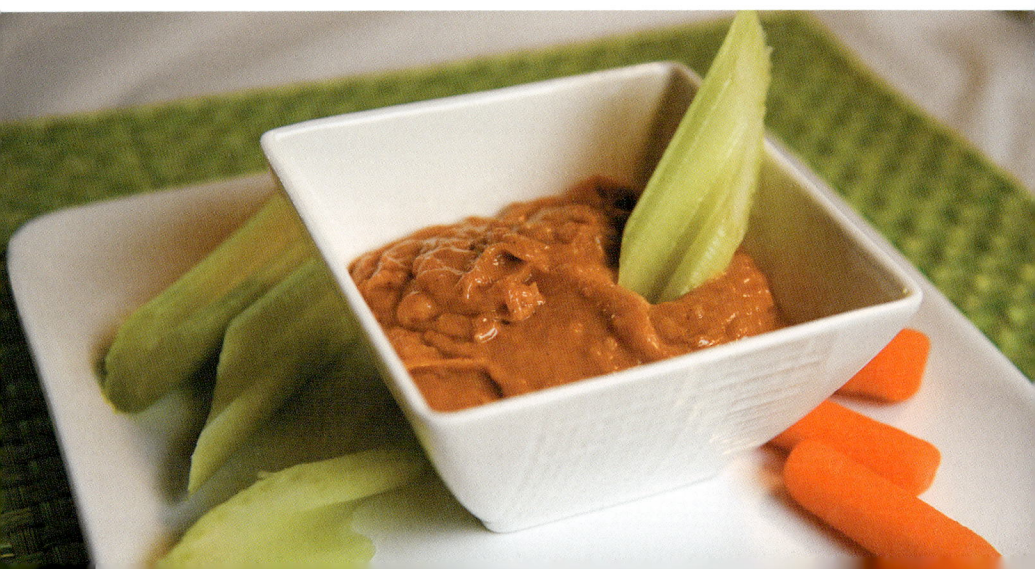

Babykarotten mit Avocado-Kräuter-Dip

FÜR 4 PORTIONEN

60 ml naturtrüber Bio-Apfelessig
   mit Essigmutter

60 ml Olivenöl

2 große reife Hass-Avocados,
   halbiert, ohne Kern und
   Schale

10 g frische Basilikumblätter,
   gewaschen

10 g frische Petersilie,
   gewaschen

1 mittelgroße Knoblauchzehe,
   geschält

2 TL frischer Zitronensaft

1 TL Salz

½ TL schwarzer Pfeffer aus der
   Mühle

450 g Babykarotten, geputzt,
   gewaschen

1. Essig, Öl, Avocado, Basilikum, Petersilie, Knoblauch, Zitronensaft, Salz und Pfeffer in einen Mixer geben. Deckel auflegen und alles zu einer glatten Masse verarbeiten. Dabei den Mixer einmal anhalten und die Reste von den Seiten nach unten streichen.

2. Den Dip in eine mittelgroße Schüssel füllen und mit den Karotten servieren. Zum Aufbewahren im Kühlschrank (bis zu 2 Tage) ein Stück Plastikfolie direkt auf die Dipoberfläche auflegen. Die Folie verhindert, dass der Dip sich braun färbt.

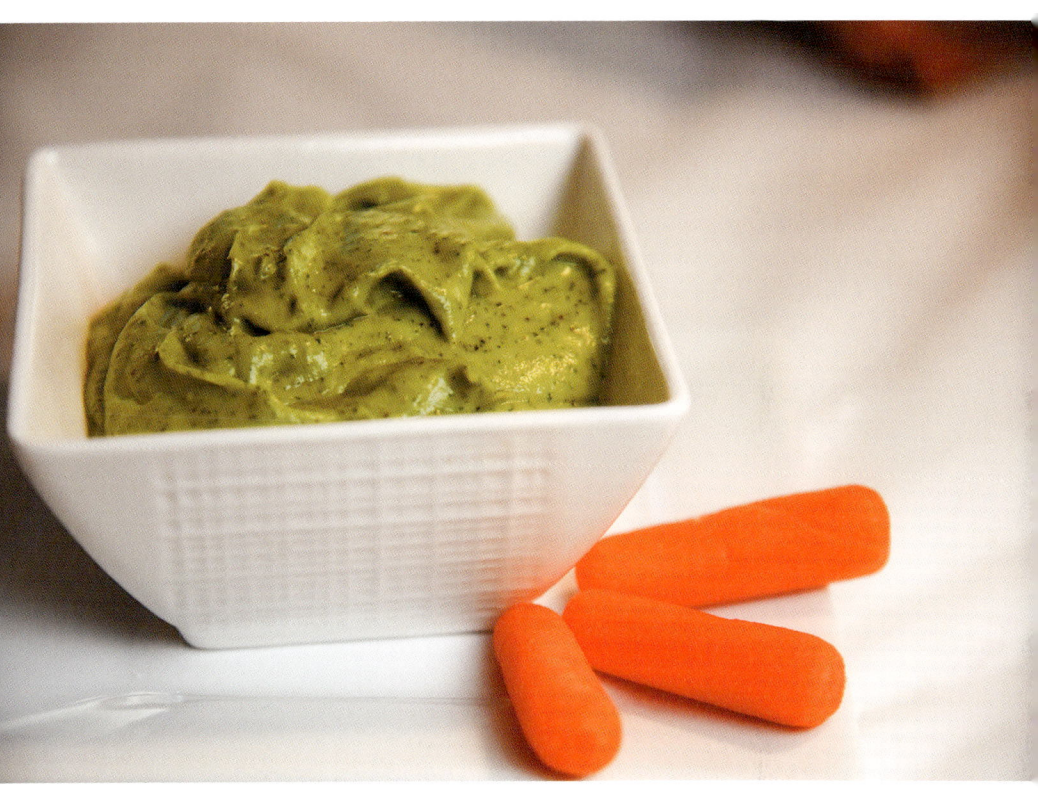

Salat mit Bete, Radieschen und Krebsfleisch

FÜR 4 PORTIONEN

220 g gekochte Rote oder
   Gelbe Bete

220 g Radieschen, geputzt,
   gewaschen

220 g Krebsfleisch aus der Dose
   (auf Schalenreste und Knorpel
   prüfen), abgetropft

6 EL naturtrüber Bio-Apfelessig
   mit Essigmutter

6 g frische Minze, gehackt

1 EL asiatische Fischsoße

1 EL Chilisoße
   (am besten Sriracha)

1 TL Sesamöl

1. Bete und Radieschen mit der Küchenmaschine oder mit einer Vierkant-reibe raspeln. Wer Eindruck schinden will, kann das Gemüse auch mit einem Julienne-Schneider streichholzdünn stifteln.

2. Das zerkleinerte Gemüse in eine große Schüssel geben. Krebsfleisch, Essig, Minze, Fischsoße, Chilisoße und Öl dazugeben und gründlich ver-mengen. Salat sofort servieren.

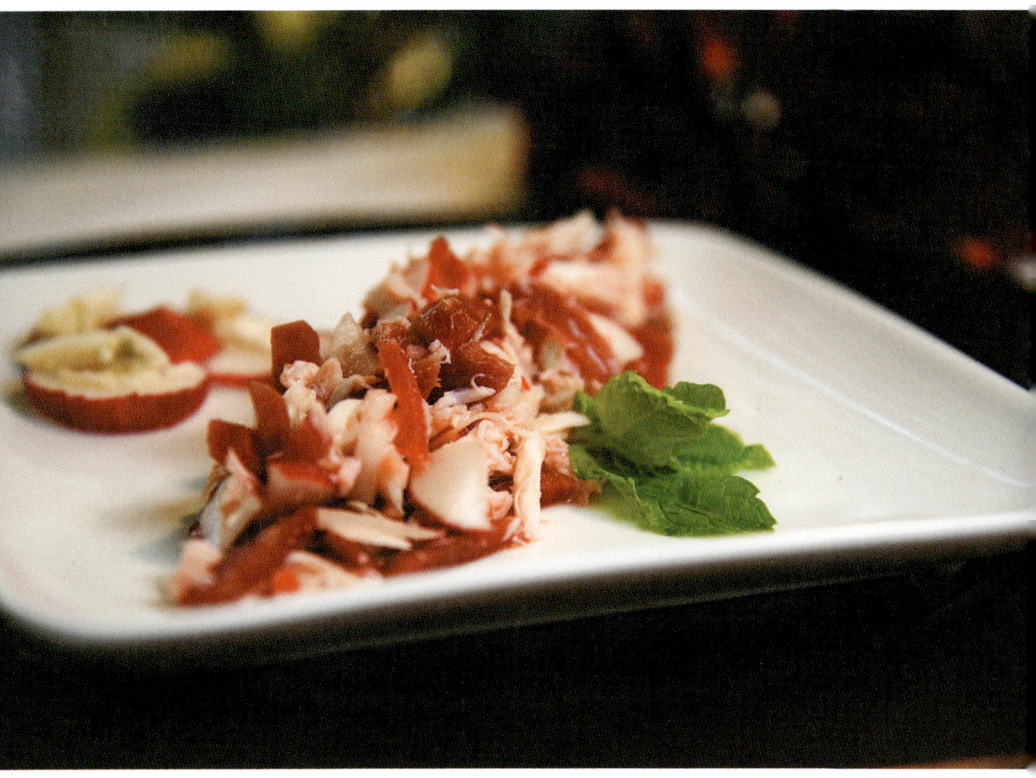

Bohnenhummus mit Chilis

FÜR 4 PORTIONEN

420 g Cannelini-Bohnen aus der
    Dose
3 EL naturtrüber Bio-Apfelessig
    mit Essigmutter
2 EL Tahin (Sesampaste)

1 EL Chilis, eingelegt
1 mittelgroße Knoblauchzehe,
    geschält
½ TL Salz

Bohnen in einem Sieb abspülen und abtropfen lassen, dann mit Essig, Tahin, Chilis, Knoblauch und Salz in einen Mixer geben. Deckel auflegen und alles zu einer glatten Masse verarbeiten. Dabei den Mixer einmal anhalten und die Reste von den Seiten nach unten streichen. Wenn der Hummus zu dick wird, esslöffelweise Wasser hinzugeben, bis die gewünschte Konsistenz erreicht ist.

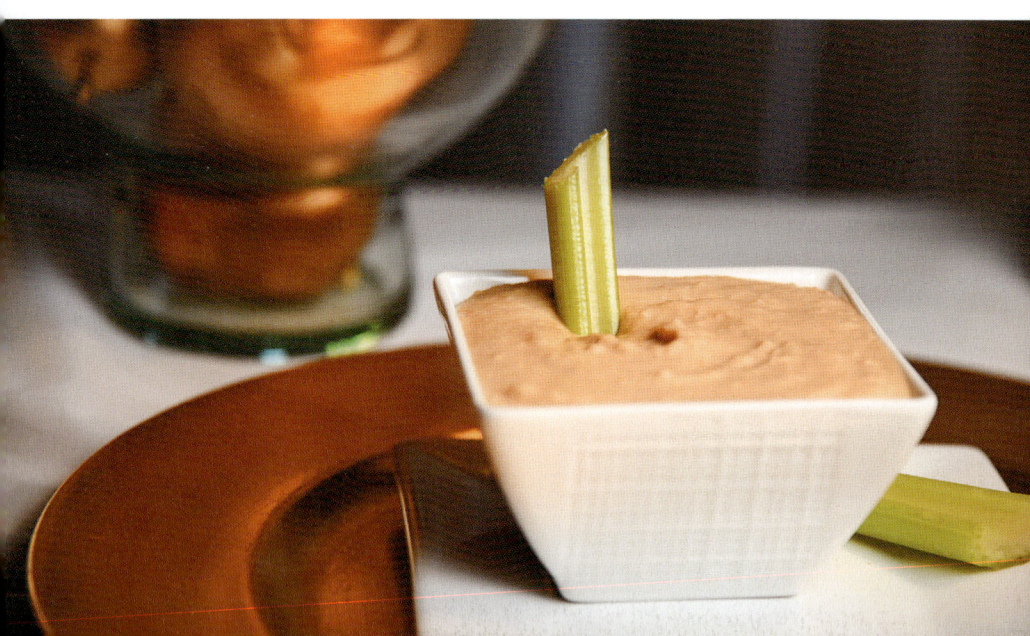

Prickelnder Apfelessig-Drink

FÜR 2 PORTIONEN

*250 ml ungesüßter, naturtrüber
  Bio-Apfelsaft*
*1 EL naturtrüber Bio-Apfelessig
  mit Essigmutter*

gemahlener Ingwer
4 Tropfen Vanilleextrakt
Stevia nach Belieben (optional)
Mineralwasser

Zwei Gläser mit jeweils 125 ml Apfelsaft, ½ EL Apfelessig, einer Prise Ingwer, 2 Tropfen Vanilleextrakt und Stevia (falls verwendet) füllen. Umrühren, dann mit Mineralwasser aufgießen und erneut etwas umrühren. Sofort servieren.

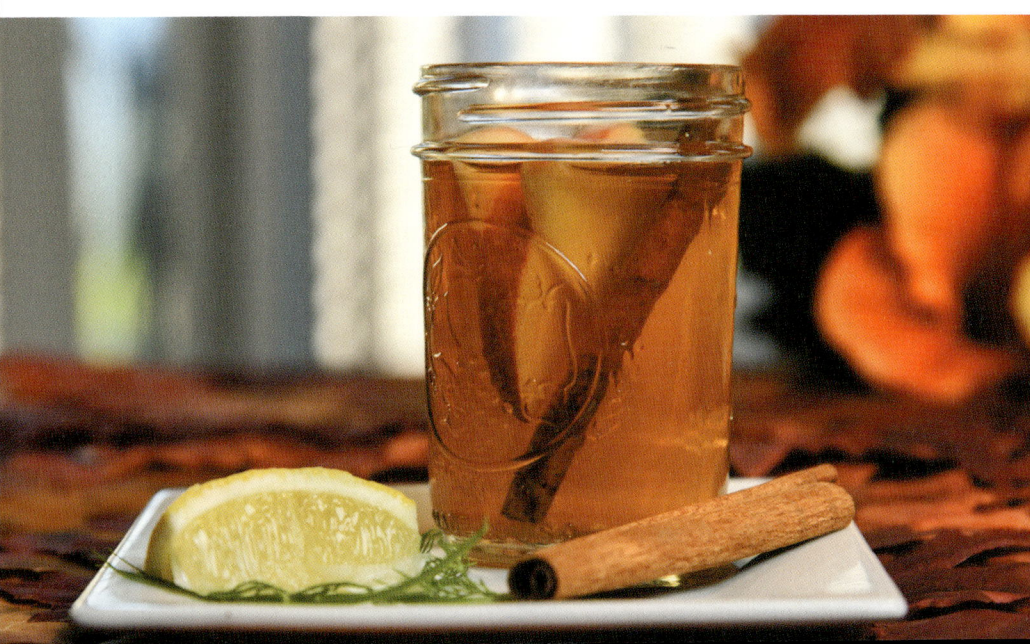

Kapitel 7

Häufig gestellte Fragen (FAQs)

Im Folgenden finden Sie Antworten auf einige Fragen, die häufig im Zusammenhang mit der 7-Tage-Kur »Schlank mit Apfelessig« gestellt werden:

Kann ich statt des Apfelessig-Drinks auch Apfelessig-Tabletten nehmen?

Einigen Herstellern ist es tatsächlich gelungen, Apfelessig mit Spuren der Essigmutter in Tabletten umzuwandeln. Diese sind eine ganz passable Alternative zum Getränk. Sie müssen sie zum Essen einnehmen, nicht auf leeren Magen. Sie sollten 1000 Miligramm pro Dosis zu sich nehmen, das entspricht 2 Esslöffeln flüssigem Apfelessig. Es gibt viele hochwertige Produkte auf dem Markt.

Wie oft kann ich die Kur »Schlank mit Apfelessig« wiederholen?

Wenn Sie übergewichtig oder fettleibig sind, sollten Sie die Kur einmal im Monat durchführen. Sind Sie normalgewichtig, haben aber mit verschiedenen gesundheitlichen Beschwerden zu kämpfen, empfiehlt es sich, das Programm alle zwei Monate in Angriff zu nehmen. Gesunden Menschen ohne Gewichtsprobleme rate ich, es alle drei Monate zu wiederholen.

Wie viel nehme ich bei »Schlank mit Apfelessig« ab und kann ich mein Gewicht halten?

Wie viel jeder abnimmt, ist individuell verschieden. Die meisten haben nach sieben Tagen zwischen 2,5 und 7 Kilo abgenommen. Wenn Sie sich an die Vorgaben in Kapitel 4 halten, wird es Ihnen gelingen, Ihr Gewicht zu halten und Ihren Weg in Richtung Gesundheit und Wunschgewicht fortzusetzen.

Ist das Programm »Schlank mit Apfelessig« vergleichbar mit einer ketogenen Diät?

Bei beiden Ernährungsformen ist angestrebt, den Körper in den Zustand der Ketose zu bringen. Eine ketogene Diät legt jedoch den Schwerpunkt auf eine geringe Aufnahme von Kohlenhydraten. So werden zum Beispiel 75 Prozent Fett, 20 Prozent Protein und nur 5 Prozent Kohlenhydrate aufgenommen. Bei der Kur »Schlank mit Apfelessig« liegt der Fokus jedoch auf dem Fasten (Kalorien reduzieren) und einer Ernährung aus ungefähr 46 Prozent Kohlenhydraten, 44 Prozent Fett und 10 Prozent Protein. Bei meiner Kur ist der Verzehr von Apfelessig essenziell und das Ziel ist eine gesundheitliche Verbesserung und nicht nur eine Gewichtsreduzierung.

Kann ich nach nur drei oder vier Tagen dieselben Erfolge erzielen?

Um die Kur »Schlank mit Apfelessig« erfolgreich zu absolvieren, müssen Sie das komplette sechstägige Programm plus Tag sieben für den Übergang durchhalten. Deswegen empfehle ich auch, den Zeitpunkt für den Beginn so zu wählen, dass Sie wirklich dranbleiben können.

Gibt es im Internet eine Unterstützung für das Programm?

Es gibt bei Facebook eine – allerdings englischsprachige – Unterstützergruppe mit über 1 Million Followern, die Ihnen bei Ihrem Abenteuer Abnehmen Mut machen können. Zum Mitmachen brauchen Sie nur einen Facebook-Account. Wir beginnen als Gruppe jeden zweiten Monat mit einer 7-Tage-Kur. Hier ist der Link: https://www.facebook.com/groups/Green-Smoothie-Cleanse.

Wenn ich nicht alles aufesse, was auf dem Speiseplan steht, kann ich dann den Rest am nächsten Tag essen?

Davon rate ich ab. Das, was für einen Tag zusammengestellt ist, sollte auch an diesem Tag gegessen werden, damit Sie die richtige Nährstoffmenge zu sich nehmen.

Was ist, wenn ich Hunger habe und mehr Essen brauche?

Der tägliche Speiseplan liefert Ihrem Körper eigentlich ausreichend Nährstoffe. Wenn Sie sich jedoch schwach fühlen, Ihnen schwindelig ist oder Sie irgendein anderes Detox-Symptom spüren, essen Sie lieber noch mehr von einer Zutat des Speiseplans als etwas ganz anderes. Wenn Sie über 115 Kilo wiegen, dürfen Sie die tägliche Kalorienmenge an den Tagen eins und zwei auf 1400 sowie an den Tagen drei bis sechs auf 1000 erhöhen. Brauchen Sie mehr Kalorien/Essen, dann achten Sie darauf, etwas zu essen, was Ihr Körper braucht. Für die meisten Menschen ist die im Programm vorgesehene Kalorienmenge jedoch genug.

Macht es einen Unterschied, welchen Apfelessig ich kaufe?

Am besten verwenden Sie naturtrüben, unbehandelten Bio-Apfelessig mit Essigmutter – das sind aus Proteinen, Enzymen und guten Bakterien bestehende Schlieren, die das Produkt trüb erscheinen lassen und die Stoffe enthalten, die wichtig für Ihre Ernährung sind.

Verliere ich während der Kur »Schlank mit Apfelessig« Muskeln?

Viele Menschen glauben, dass man beim Fasten Muskeln verliert. Beim Kurzzeitfasten über vier bis sechs Tage stimmt das jedoch nicht. Tatsächlich belegen Studien sogar eine leichte Zunahme der Muskelmasse nach fünf Tagen einer klassischen Fastenkur. Das hängt mit einem Anstieg der Wachstumshormone zusammen. Solange Ihr Körper noch über gespeichertes Körperfett verfügt, verbrennen Sie kein Protein aus dem Muskelgewebe.

Warum ist Kaffee bei »Schlank mit Apfelessig« erlaubt?

In puncto Kaffee und Tee belegt die Hälfte der Forschungen eine positive Wirkung auf den Körper und die andere Hälfte eine eher schädliche. Ich schließe mich der Gruppe an, die von positiven Auswirkungen und einer Verbesserung des Fettverbrennungsprozesses ausgeht. Eine Tasse Kaffee pro Tag ist bei diesem Programm in Ordnung, allerdings natürlich ohne Zucker. Stevia ist da eine hervorragende Alternative.

Gibt es Menschen, für die das Programm nicht geeignet ist?

Sie sollten die 7-Tage-Kur »Schlank mit Apfelessig« nicht durchführen, wenn Sie:

- über 70 Jahre alt sind, es sei denn, sie sind in extrem guter gesundheitlicher Verfassung,
- an Leber- oder Nierenerkrankungen leiden,
- untergewichtig sind,
- an Anorexie leiden und einen extrem niedrigen BMI haben,
- sich als Sportler in Wettkämpfen oder intensiven Trainingsphasen befinden,
- schwanger sind.

Vor Beginn des Programms sollten Sie auf jeden Fall einen Arzt konsultieren, wenn Sie:

- Insulin oder Blutzucker senkende Medikamente nehmen,
- an Bluthochdruck, Krebs oder einer kardiovaskulären, neurodegenerativen oder Autoimmunerkrankung leiden.

Und wenn sieben Tage mich überfordern?

Machen Sie sich keine Gedanken darüber, ob Sie die Herausforderung schaffen. Geben Sie einfach immer Ihr Bestes und sorgen Sie dafür, dass Sie genug Nährstoffe bekommen, sodass es Ihrem Körper an nichts fehlt. Vielleicht ist Ihr Problem eher das emotionale Essen. Sie sollten lernen, den Unterschied zwischen tatsächlichem und emotional bedingtem Hunger zu erkennen. Wenn Sie Verlangen nach Essen spüren, obwohl Sie in den letzten zwei Stunden etwas gegessen haben, suchen Sie damit vielleicht nur nach einer Möglichkeit, Ihre Stimmung zu verändern. Überlegen Sie sich lieber für ein oder zwei Stunden eine Beschäftigung, das wird Sie ablenken. Sorgen Sie dafür, dass Sie beschäftigt und zufrieden sind, bis Sie wieder etwas essen. Ich gehe zum Beispiel gerne spazieren, lese und treffe mich mit Freunden.

Soll ich meine Medikamente während der Kur nehmen?

Ich bin keine Ärztin, deshalb müssen Sie darüber mit Ihrem Arzt sprechen. Ich persönlich würde wichtige Medikamente unter allen Umständen weiter einnehmen. Aber dazu müssen Sie Ihren Arzt konsultieren, insbesondere, wenn es sich um Medikamente gegen Diabetes, Bluthochdruck, Krebs oder eine kardiovaskuläre, neurodegenerative oder Autoimmunerkrankung handelt.

Wie sieht es mit Nahrungsergänzungsmitteln aus?

Bestimmte Nahrungsergänzungsmittel stellen sicher, dass Sie nicht an Nährstoffmangel leiden, und reduzieren die Detox-Symptome auf ein Minimum. Dazu gehören Mineralstoff-/Elektrolytpräparate, Omega-3-Präparate sowie ein Vitamin-B-Komplex.

Was ist, wenn ich eine der Speisen auf dem täglichen Plan nicht vertrage?

Wenn Sie gegen ein Nahrungsmittel auf dem Plan allergisch sind, so ersetzen Sie dieses durch ein anderes vom täglichen Speiseplan. Achten Sie nur darauf, die Kalorienmenge einzuhalten, damit Sie Ihr tägliches Limit nicht überschreiten.

Kann ich während »Schlank mit Apfelessig« Sport machen?

Von Sport würde ich während der Apfelessig-Kur abraten. Leichte körperliche Aktivitäten wie Spazierengehen oder Yoga sind in Ordnung. Sportler, die intensives Training oder Wettkämpfe absolvieren, sollten ganz auf die Kur verzichten.

Was tun, wenn ich keinen Hunger habe oder die Speisen auf dem Plan nicht mag?

Sie müssen sicherstellen, dass Ihr Körper ausreichend mit Flüssigkeit und Nährstoffen versorgt ist. Deshalb sollten Sie die auf dem Speiseplan vorgesehenen Nahrungsmittel komplett verzehren – Sie sollen schließlich nicht hungern. Ziel ist, einen Zustand der Ketose zu erreichen, und das schaffen wir, indem wir mit Nahrung fasten.

Wie lange kann ich »Schlank mit Apfelessig« fortführen?

Ich rate davon ab, die Kur öfter als einmal im Monat zu absolvieren. Außerdem sollten Sie sie nie über die sieben Tage hinaus verlängern, denn gravierende Kalorienbeschränkungen über längere Zeiträume können Ihren Stoffwechsel verlangsamen und Ihren Abnehmbestrebungen entgegenwirken.

Was kann ich tun, wenn der Stuhlgang ausbleibt?

In den ersten Tagen, wenn sich Ihr Körper auf die Ernährung im Rahmen des Apfelessig-Programms umstellt, braucht Ihr Darm eventuell ein wenig Unterstützung. Es ist wichtig, dass Sie Stuhlgang haben, idealerweise ein- bis dreimal am Tag.

Sollten Sie länger als 24 Stunden keinen Stuhlgang haben, gibt es zwei Methoden, mit denen Sie nachhelfen können.

Methode 1: die Salzwasserspülung. Dabei nehmen Sie nicht jodiertes Meersalz mit Wasser zu sich. Lösen Sie 2 Teelöffel Meersalz in 225 Milliliter Wasser auf, so ist der Geschmack erträglich. Trinken Sie sofort danach drei weitere Gläser Wasser (je 225 Milliliter). Trinken Sie dies am Morgen als Erstes auf leeren Magen und Sie werden innerhalb von 30 bis 60 Minuten mehrere Stuhlgänge haben.

Methode 2: Mittel, die beim Entsorgen von altem Stuhl aus dem Dickdarm Wunder wirken, sind Magnesium-Sauerstoff-Präparate. Verwenden Sie sie entsprechend den Herstellerangaben, dann können Sie sich auf einen ausgiebigen Stuhlgang freuen. Viele meiner Klienten reinigen Ihren Darm regelmäßig damit.

Kapitel 8

Begeisterte Reaktionen

Ich war von den vielen enthusiastischen Zuschriften bezüglich der Kur »Schlank mit Apfelessig« so überwältigt, dass ich sie gerne mit Ihnen teilen möchte. Auf den folgenden Seiten habe ich einige aktuelle Nachrichten von Menschen zusammengestellt, die die Kur absolviert haben. Ich hoffe, ihre Erfolge und Erfahrungen können Sie inspirieren und überzeugen, dass auch Sie Ähnliches schaffen können:

»Gut 4 Kilo und um die Taille 7,5 Zentimeter weniger. Ich bin so stolz auf mich, weil ich die Kur ›Schlank mit Apfelessig‹ durchgezogen habe. Ich habe für meine Familie normale Abendessen zubereitet und nicht ein einziges Mal geschummelt. Jetzt habe ich Ergebnisse gesehen – und ich bin bereit, weiterzumachen.«

Eileen C.

»Ich bin völlig aus dem Häuschen! Meine Kleidung sitzt an mehreren Stellen ganz locker, mein Geist ist klar, ich bekomme immer mehr Energie und sehe gut aus.«

Quincy C.

»Glückwunsch an alle! Ich habe gut 7 Kilo abgenommen. Mein BMI ist von 42,8 auf 39,7 gesunken. Jetzt freue ich mich darauf, Sport zu machen und mein Zielgewicht zu erreichen.«

Nicole T.

»Ich freue mich so über das, was gerade mit meinem Gewicht passiert. Ich habe 3,5 Kilo abgenommen. Mein Bauch und meine Oberschenkel sind deutlich dünner. Ich bin begeistert, dass ich in nur sieben Tagen solche Ergebnisse erzielt habe. An alle anderen: Haltet durch! Danke, JJ, dass du dein Wissen mit uns teilst!«

Tonia B.

»Ich habe gut 3 Kilo abgenommen, aber meine Taille ist viel schmaler. Ich bin nur 2,5 Kilo von meinem Zielgewicht entfernt. Diese Kur war genau das Richtige für mich.«

Carla D.

»Ich bin total stolz auf mich. Ich habe knapp 6,5 Kilo verloren, fühle mich super und viel ausgeglichener.«

Theresa R.

»Ich bin so stolz und froh über meine Ergebnisse. Ich habe 4,5 Kilo abgenommen und in der Taille sind es einige Zentimeter weniger. Ich finde einfach toll, was ich sehe. Danke an JJ und ihr Team!«

Kelly T.

»5,5 Kilo sind weg und es fühlt sich gut an, endlich abzunehmen. Ich werde diesen Weg weitergehen!«

Marlene B.

»4,5 Kilo sind für immer weg! Ich bin so stolz auf mich! Mittlerweile esse ich den Haferbrei sogar gern, vorher mochte ich die Konsistenz überhaupt nicht. Diese Veränderungen – das fühlt sich super an.«

Cynthia L.

»Ich habe in sieben Tagen 5,5 Kilo abgenommen! Und das Beste: Ich habe nach zwei Monaten den Stillstand beim Abnehmen überwunden. Danke, JJ, für diesen gut durchdachten und leicht einzuhaltenden Plan. Ich freue mich auf weitere tolle Ergebnisse.«

Thea L.

»Ich habe gut 4 Kilo abgenommen. Ich bin so aufgeregt und kann es kaum erwarten, die Über-90-Kilo-Liga zu verlassen. Ich bin auf dem besten Weg und habe es fast geschafft. Danke, JJ.«

Crystal S.

»Knapp 5 Kilo leichter. Ich freu mich schon darauf, diesen Weg fortzusetzen. Mein Bauch sieht gut aus. Ich steige nicht ständig auf die Waage, aber ich fühle mich um die Taille herum leichter. Bei der Arbeit bekomme ich andauernd Komplimente.«

Gloria R.

»6 Kilo weg! Ich bin so stolz, dass ich mich an den Plan gehalten und ihn bis zum Ziel durchgezogen habe. Ich fühle mich körperlich und geistig leichter.«

Gloria B.

»Lange Zeit hing ich bei dem immer gleichen Gewicht fest. Aber jetzt habe ich es geschafft, über 5,5 Kilo abzunehmen. Danke, JJ, du inspirierst uns. Und das Beste: Ich habe auch mehr Energie.«

Tamala R.

»Ich habe während meiner Periode 4,5 Kilo abgenommen und hatte auch gar keine Schmerzen. Ich schlafe viel besser und es gibt keine Heißhungerattacken mehr. Bis jetzt bin ich total begeistert.«

Lisa A.

» 5,5 Kilo leichter! Danke für die Unterstützung! Ich bin begeistert, dass ich diese Herausforderung bewältigt habe. Ich bin wieder auf dem richtigen Weg, keine Fast-Food-Heißhungerattacken mehr. Danke, JJ.«

Bonnie L.

»Ich wiege mehr als 3 Kilo weniger. Außerdem ist mir aufgefallen, dass meine Taille schmaler ist. Ich freue mich sogar darauf, in dieser Woche wieder mit Sport anzufangen. Dank dieses Programms konnte ich mich ganz auf mich konzentrieren und nicht auf das Essen. Ich hätte nicht gedacht, dass das möglich ist, weil ich so furchtbar gern esse. Weiter geht's!«

Leah G.

»Jawoll! Über 2,5 Kilo weg, und die verschwundenen Zentimeter, das kann ich kaum glauben! Ich staune über meinen Oberkörper, meine Arme und Beine sind dünner. Totaler Jubel! Bin bereit für den Endspurt.«

Lakeisha G.

»Ich bin froh, dass ich diese Herausforderung angegangen bin und mich exakt an die Kur gehalten habe – über 4,5 Kilo weniger. Jetzt bin ich absolut bereit und vorbereitet für Phase zwei. Danke für all die Ermutigung in diesen sieben Tagen!«

Karen M.

»Ich bin überglücklich, weil ich 7,5 Zentimeter in der Taille und 3,5 Kilo verloren habe. Glückwunsch an alle, die dieses Abenteuer wagen.«

Tracy D.

»Ich habe gut 3 Kilo und 2,5 Zentimeter an Taille, Bauch und Hüfte verloren. Das Völlegefühl ist komplett verschwunden, ich schlafe gut und auch mental bin ich auf einem anderen Level. Genau das habe ich in meinem Leben gebraucht.«

Naomi R.

»Ich bin nicht sicher, ob das normal ist, aber ich habe über 7 Kilo abgenommen. Offenbar war es nötig! Ich habe in meinem ganzen Leben noch nicht so viel Wasser und Tee getrunken. Ich bin unglaublich froh, dass sich meine Beziehung zum Essen verändert hat. Die Heißhungerattacken sind auch völlig verschwunden.«

Kira L.

»Ich bin stolz auf mich; ich habe in sieben Tagen über 4,5 Kilo und 5 Zentimeter in der Taille verloren. Mein Blutdruck ist normal. Ich bin absolut bereit, das fortzusetzen!«

Mary G.

»Weit über 7 Kilo weniger und null Heißhunger auf Süßigkeiten. Das ist wunderbar! Mir geht's super. Ich bin sehr angetan von den Ergebnissen und sehe wieder gut aus.«

Eloise D.

Kapitel 9

Apfelessig für Haushalt, Schönheit und Gesundheit

Apfelessig ist schon seit Langem ein klassisches Hausmittel, denn er ist vielseitig verwendbar und wohltuend. So lindert er zum Beispiel Halsschmerzen oder sorgt auch für schönere Haut und gesünderes Haar.

Gesundheit

Abnehmen

Da Apfelessig den Blutzucker- und Insulinspiegel senkt, kann er beim Abnehmen unterstützen. Die enthaltene Essigsäure kann dazu beitragen, die Aufnahme von Zucker im Darm zu verlangsamen. Das verringert Blutzuckerspitzen, die den Körper zum Fettspeichern veranlassen, und somit kann der tägliche Verzehr von Apfelessig eine sinnvolle Maßnahme beim Abnehmen sein.

Rezept: 1 EL Apfelessig und 1 EL Zitronensaft in 250 ml Wasser geben. Dieses Gemisch bis zu dreimal täglich vor den Mahlzeiten trinken.

Leberreinigung

Die Leber verstoffwechselt Fette und Kohlenhydrate und schüttet Gallenflüssigkeit aus, die bei der Verdauung mitwirkt. Sie hat wichtige Funktionen beim Ausscheiden von Toxinen, bei der Verdauung und bei der Fettverbrennung inne. Wenn Ihre Leber effizienter arbeitet, fällt Ihnen das Abnehmen sehr viel leichter.

Rezept: ½ TL rohen Honig und 1 EL Apfelessig in 250 ml Wasser geben. Dieses Gemisch bis zu dreimal täglich trinken.

Detox für die Gallenblase

Die Gallenblase ist ein kleines Organ, das die Gallenflüssigkeit enthält, die von der Leber ausgeschüttet wird. Gallenflüssigkeit hilft, Fette und bestimmte Vitamine zu verdauen. Die Gallenblase wirkt dabei mit, Gifte zu entfernen und den pH-Wert des Körpers in der richtigen Balance zu halten. Wenn Ihre Gallenblase gesund ist, hat das auf lange Sicht viele Vorteile für Sie.

Rezept: 2 EL naturtrüben Bio-Apfelsaft und 1 EL Apfelessig in 250 ml Wasser geben. Diese Mischung einmal im Monat trinken.

Sodbrennen

Bei Sodbrennen steigt Säure aus dem Magen die Speiseröhre hinauf und reizt sie. So entsteht ein brennendes, beengtes Gefühl in der Brust. Apfelessig ist eine gemäßigte Säure, die den pH-Wert der Magensäure senkt und diese Symptome lindern kann.

Rezept: 1 TL rohen Honig und 1 EL Apfelessig in 250 ml Wasser geben. Alle 30 Minuten trinken, bis das Sodbrennen abgeklungen ist.

Blähungen

Blähungen sind unangenehm und auch peinlich. Ungesundes Essen kann Ihren Verdauungstrakt belasten, aber auch Gemüse und pflanzliche Lebensmittel können starke Blähungen und Völlegefühle hervorrufen. Die Säure im Apfelessig kann Blähungen lindern und Verdauungsbeschwerden verringern.

Rezept: 1 TL Pfefferminzextrakt, 1 TL rohen Honig, ½ TL Zimt und 1 EL Apfelessig in 250 ml Wasser geben. Bei Bedarf einmal täglich trinken.

Verstopfung

Es wird angenommen, dass Apfelessig Verstopfung lindert, weil er eine recht große Menge des löslichen Ballaststoffs Pektin enthält. Der Verzehr von mehr Ballaststoffen hilft gegen Verstopfung. Der Säuregehalt des Essigs kann als natürliches Abführmittel fungieren und die Verdauung insgesamt verbessern.

Rezept: 2 EL Apfelessig in 500 ml Wasser geben. Langsam schluckweise trinken.

Hoher Cholesterinwert

Cholesterin ist eine fettähnliche Substanz, die sich in den Arterien ansammeln und sie verengen und verhärten kann. Das belastet das Herz, weil es schwieriger wird, Blut durch den Körper zu pumpen. Apfelessig kann die Herzgesundheit fördern, da er dabei hilft, schlechtes LDL-Cholesterin zu reduzieren und das gute HDL-Cholesterin zu erhöhen.

Rezept: 1 TL Apfelessig in 250 ml Wasser geben. Zweimal täglich trinken.

Gesunder Blutzuckerspiegel

Apfelessig enthält Pektin, das die Aufnahme von Zucker im Darm verlangsamt. Außerdem sorgt Pektin dafür, dass Sie sich satt fühlen, und verhindert Heißhungerattacken zwischen den Mahlzeiten. Apfelessig liefert darüber hinaus Enzyme, die bei der Verdauung helfen und dazu beitragen, den Blutzuckerspiegel stabil zu halten.

Rezept: 1 EL Apfelessig in 250 ml Wasser geben. Dieses Gemisch dreimal täglich trinken.

Hefepilzinfektionen

Apfelessig verfügt über antimykotische, antibakterielle und antiseptische Eigenschaften, die einer übermäßigen Vermehrung von Hefepilzen im Körper entgegenwirken.

Rezept: 60 ml Bio-Cranberrysaft und 1 EL Apfelessig in 250 ml Wasser geben. Dieses Gemisch stündlich trinken, bis die Symptome abklingen.

Asthma

Apfelessig enthält Vitamin C und Antioxidantien, die das Immunsystem stärken. Ein stabiles Immunsystem kann bei Asthmatikern zu weniger Anfällen führen, außerdem kann es Erkältungen, Atemwegsinfektionen und Umweltgiften besser trotzen.

Rezept: 250 ml Apfelessig in einem Topf mit 1 l Wasser aufkochen. Den Dampf aus diesem Gemisch inhalieren, um die Atemwege zu öffnen und das Atmen zu erleichtern.

Hautpflege/Schönheit

Hauttonikum

Apfelessig eignet sich hervorragend zur Behandlung von Hautproblemen. Sie können damit abgestorbene Hautzellen entfernen, Poren reinigen und der Haut ein sauberes, klares Erscheinungsbild verleihen. Vitamine und Säuren im Apfelessig bringen den natürlichen pH-Wert der Haut wieder ins Lot und die Poren werden von Schmutz und Fetten gereinigt.

Rezept: Das Apfelessig-Hauttonikum besteht aus einem Gemisch aus Apfelessig und Wasser in einem Verhältnis, das zum individuellen Hauttyp passt. Wenn Sie zum Beispiel empfindliche Haut haben, nehmen Sie 1 EL Apfelessig auf 4 EL Wasser. Sie können eine beliebige Maßeinheit verwenden – Teelöffel, eine bestimmte Anzahl Milliliter – je nachdem, wie viel Hauttonikum Sie auf einmal herstellen möchten.

- empfindliche Haut: 1 : 4
- trockene Haut: 1 : 3
- normale Haut: 1 : 2
- fettige Haut: 1 : 1

Trockene Haut

Apfelessig kann trockener, rissiger und juckender Haut und Lippen Feuchtigkeit zurückgeben und Ihnen so Linderung verschaffen. Er wirkt als natürliches Adstringens, reinigt Poren, entfernt abgestorbene Hautzellen und sorgt für ein frisches Hautbild.

Rezept: 2 EL Wasser, 2 EL Hamameliswasser, 2 EL Apfelessig und 2 EL Rizinusöl in einen geschlossenen Behälter geben, zum Beispiel in ein Schraubdeckelglas. Zum Vermischen gründlich schütteln. Mit einem Wattebausch oder Wattepad das Gemisch auf die rissigen und trockenen Hautstellen tupfen, auch im Gesicht. Einige Minuten einwirken lassen, dann abspülen und mit der normalen Gesichtspflege fortfahren.

Krampfadern

Apfelessig kann örtlich angewandt helfen, Hautentzündungen und Krampfadern zu reduzieren sowie Durchblutung und Kreislauf anzuregen. Apfelessig verfügt über blutverbessernde Eigenschaften, die den Kreislauf stimulieren und Reizungen in den Adern in Beinen und Füßen verringern.

Rezept: 125 ml Wasser und 125 ml Apfelessig in einer Schüssel mischen. Einen Waschlappen damit tränken und 30 Minuten pro Anwendung direkt auf die Krampfadern auflegen.

Akne

Apfelessig kann als Gesichtstonikum, -reiniger oder -maske verwendet werden, um den pH-Wert der Haut in Balance zu bringen und Akne sowie andere Hautirritationen zu lindern. Die Vitamine, Mineralstoffe, Enzyme und Säuren im Apfelessig wirken regulierend auf die Fettproduktion, und dies kann dazu beitragen, verstopfte Poren zu reinigen und damit Akne entgegenzuwirken.

Rezept: 60 ml Apfelessig in 125 ml Wasser geben. Mit einem Wattebausch auf die betroffenen Hautbereiche auftragen.

Hyperpigmentierung

Hyperpigmentierung ist eine andere Bezeichnung für dunkle Flecken, Altersflecken und Flecken aufgrund von Hautschädigungen oder Entzündungen. Dieses Apfelessig-Gemisch hellt dunkle oder verfärbte Hautflecken auf, entfernt abgestorbene Hautpartikel und fördert die Regeneration der Hautzellen.

Rezept: 60 ml Aloe-Vera-Gel, ½ TL gemahlene Kurkuma, 1 TL Vitamin-E-Öl, 1 EL Apfelessig und 2–3 Tropfen Zitronenöl in einer Schüssel gründlich miteinander verrühren. Die Masse auf Gesicht und Hals verteilen und die Maske trocknen lassen. Nach 10 Minuten mit kaltem Wasser abwaschen und mit der normalen Hautpflege fortfahren. Für das gewünschte Ergebnis zwei- bis dreimal pro Woche anwenden.

Sonnenbrand

Die effizienteste Art und Weise, die Haut nach einem Sonnenbrand zu pflegen und die Hautreparatur zu unterstützen, besteht darin, natürliche Heilelemente aufzutragen, die die Hautzellen regenerieren. Die Säuren und Enzyme im Apfelessig stellen das natürliche Gleichgewicht der von der Haut produzierten Öle wieder her und lindern zugleich das brennende und spannende Gefühl nach einem Sonnenbrand.

Rezept: 125 ml kaltes Wasser in einer Schüssel mit 125 ml Apfelessig vermischen. Mit einem Schwamm oder einem feuchten Handtuch direkt auf die Haut auftragen.

Nagelpilz

Apfelessig tötet Pilze wirksam ab und stellt die Nagelgesundheit wieder her, wenn er direkt auf die vom Nagelpilz befallenen Bereiche aufgetragen wird. Apfelessig verfügt über antimykotische Eigenschaften, die zur Gesundung und zum Gesunderhalt der Nägel beitragen und einen erneuten Pilzbefall verhindern.

Rezept: 250 ml Apfelessig in eine Schüssel geben und die Nägel zum Abtöten des Nagelpilzes alle paar Stunden 20–30 Minuten darin baden.

Haare

Schuppen

Die gesunden Säuren im Apfelessig bringen den pH-Wert der Kopfhaut wieder auf ein normales Level, indem sie die für den Feuchtigkeitshaushalt auf der Kopfhaut notwendigen Fette ausgleichen. Ferner kann Apfelessig die Durchblutung der Haut verbessern und Entzündungen reduzieren; so bleibt die Kopfhaut gesund.

Rezept: 250 ml warmes Kokosöl (flüssig) in einer Schüssel mit 125 ml Apfelessig vermischen. Auf die Kopfhaut auftragen, 45–60 Minuten einwirken lassen. Ausspülen und dann das Haar normal waschen und pflegen.

Spliss

Wenn eine Haarspitze bricht, spaltet sie sich in zwei Teile und diese Spaltung setzt sich von unten nach oben fort. Die Vitamine und Mineralstoffe im Apfelessig wirken sofort gegen Spliss und verleihen dem Haar wieder Glanz.

Rezept: In einer Schüssel 125 ml Wasser, 100 g Avocadomus und 125 ml Apfelessig vermischen. Mixtur in das Haar einmassieren (hauptsächlich in die Spitzen) und 30 Minuten einwirken lassen. Dann ausspülen und Haare normal waschen. Für beste Ergebnisse zweimal pro Woche anwenden.

Haarwachstum

Apfelessig regt die Durchblutung bis in die Haarfollikel an – das ist ganz wichtig für das Wachstum und stoppt Haarausfall. Bei besserer Durchblutung kann das Blut wesentliche Nährstoffe zu den Haarfollikeln bringen, damit die Wurzeln kräftiger werden und das Haar insgesamt gut wächst.

Rezept: 60 ml Wasser, 250 ml Aloe-Vera-Saft und 250 ml Apfelessig in einer Schüssel vermischen. Mixtur auf Haare und Kopfhaut auftragen, bis hinunter zu den Spitzen. Haare mit Duschhaube und Schal bedecken und über Nacht oder mindestens 6–8 Stunden einwirken lassen. Am Morgen Haare ausspülen und normal waschen.

Trockenes Haar

Apfelessig sollte Bestandteil Ihrer regelmäßigen Haarpflege sein, da er das Haar mit Feuchtigkeit versorgt und es glänzend und geschmeidig macht. Die Säuren im Apfelessig bringen die pH-Werte im Haar in Balance und helfen, die Haarfollikel zu schließen. So trocknen die Haare nicht aus und es kommt nicht zu Spliss. Diese Behandlung wirkt tief in den Haarfollikeln und schließt Feuchtigkeit im Haar ein.

Rezept: 3 EL Kokosöl und 3 EL Honig in eine Schüssel geben und in der Mikrowelle 10–15 Sekunden schmelzen. Dann 2 EL Apfelessig und 3–4 Tropfen ätherisches Zitronen- oder Lavendelöl einrühren. Das Gemisch sofort im kompletten Haar einmassieren; achten Sie darauf, dass von der Kopfhaut bis zu den Spitzen alles gut bedeckt ist. 10–15 Minuten einwirken lassen, dann ausspülen und das Haar normal stylen.

Rückstände von Pflegeprodukten

Mit Apfelessig lassen sich sehr gut Shampoo- und Conditionerreste aus dem Haar entfernen. Seine reinigenden Enzyme und Säuren beseitigen schnell Rückstände der verschiedenen Haarpflegeprodukte.

Rezept: 60 ml Wasser und 250 ml Apfelessig in einer Schüssel vermischen. Das Haar damit von der Kopfhaut bis in die Spitzen befeuchten. Mit einer Duschhaube bedecken und 30–45 Minuten einwirken lassen. Ausspülen und Haare normal waschen.

Häufige Beschwerden

Halsschmerzen

Apfelessig ist sauer und kann Bakterien im Hals abtöten, störenden Schleim lockern und so Halsbeschwerden lindern.

Rezept: 250 ml warmes Wasser, 1 TL rohen Honig und 1 EL Apfelessig in einem Glas vermischen. Mit dem Gemisch gurgeln oder die noch warme Flüssigkeit langsam in kleinen Schlucken trinken.

Erkältung und Grippe

Die Säuren des Apfelessigs verdünnen den Schleim im Hals, sodass er besser abgehustet werden kann und folglich die Symptome von Erkältung und Grippe gelindert werden. Außerdem hilft Apfelessig, den pH-Wert des Körpers im Gleichgewicht zu halten, und unterstützt das Immunsystem im Kampf gegen Infektionen.

Rezept: 500 ml Wasser in einem Topf zum Kochen bringen, in eine Schüssel geben und 3 EL frisch gepressten Zitronensaft sowie 3 EL Apfelessig hinzugeben. Das Gesicht über die Schüssel beugen; dabei ein Handtuch über den Kopf legen, damit die Dämpfe nicht entweichen. 8–10 Minuten lang die Dämpfe einatmen. Wenn Ihnen zu heiß oder unwohl wird, brechen Sie die Inhalation ab.

Wadenkrämpfe

Dehydrierung, Nährstoffmangel und schwache Durchblutung können Krämpfe in den Beinen verursachen. Der kaliumreiche Apfelessig schließt diese Nährstofflücke und verringert das Risiko für Beinkrämpfe; außerdem lindert er die damit einhergehenden Schmerzen.

Rezept: 500 ml Wasser und 1 EL Apfelessig in einem Krug vermischen. Zwei- bis dreimal täglich trinken, bis die Symptome abklingen.

Insektenstiche

Bei Insektenstichen bringt Apfelessig eine schnelle Linderung. Die Enzyme und Säuren wirken sogar als Abwehrmittel gegen Insekten, denn der Geruch des Apfelessigs ist unangenehm und hält die kleinen Übeltäter fern.

Rezept: In einer Sprühflasche 60 ml Wasser mit 250 ml Apfelessig vermischen. Die Mixtur auf den Insektenstich aufsprühen oder mit einem Tuch auf die betroffene Hautpartie auftragen.

Ohrenschmerzen

Dank seiner antiseptischen und antibakteriellen Eigenschaften ist Apfelessig ein wirksames Mittel zur Linderung von Ohrenschmerzen. Er tötet die Erreger ab und verringert die Entzündung sowie damit einhergehende Schmerzen.

Rezept: 30 ml warmes Wasser in einer Schüssel mit 60 ml Apfelessig vermischen. Diese Lösung mit einer Pipette während 10 Minuten nach und nach ins Ohr träufeln. Nach 10 Minuten langsam hinauslaufen lassen. So oft wie nötig stündlich anwenden, bis die Symptome abklingen.

Haushalt

Fleckentferner

Apfelessig entfernt Flecken, Fussel und Schmutz aus Kleidern.

Rezept: 1 EL Apfelessig und 1 EL weißen Essig in einer Tasse vermischen. Auf die beschmutzte Stelle auftragen und ein paar Minuten einwirken lassen, dann das Kleidungsstück sofort normal waschen.

Reinigung von Obst und Gemüse

Ein Bad in Apfelessig und Wasser kann Bakterien und Krankheitserreger auf Obst und Gemüse reduzieren, auch möglicherweise vorhandene Pilze werden abgetötet. Außerdem halten die Lebensmittel dadurch länger.

Rezept: Wasser und Apfelessig im Verhältnis 3:1 in einer Schüssel vermischen, beispielsweise 750 ml Wasser und 250 ml Apfelessig. Obst oder Gemüse 10–15 Minuten in diese Lösung geben, dann mit Wasser abspülen.

Unkrautvernichter

Mit Apfelessig lässt sich problematisches Unkraut abtöten.

Rezept: In einer Schüssel 4 Liter Apfelessig gut mit 30 ml Orangenöl und 1 TL Flüssigseife vermischen. In eine Sprühflasche füllen, schütteln und unerwünschtes Unkraut im Garten damit punktuell besprühen.

Abflussreiniger

Viele im Laden angebotene Abflussreiniger enthalten Gifte, die schädlich für die Atemwege sind. Apfelessig ist ein natürliches Mittel, um Abflüsse freizubekommen.

Rezept: 110 g Backsoda in den Abfluss streuen, dann 250 ml Apfelessig hinterhergießen. Daraufhin bildet sich Schaum. Nach ein paar Minuten den Abfluss mit heißem Wasser durchspülen. Nach 5 Minuten kaltes Wasser in den Abfluss laufen lassen.

Holzpolitur

Mit Apfelessig können Sie Holzmöbel und andere harte Oberflächen reinigen und polieren. Er hilft auch beim Entfernen von Wasserflecken.

Rezept: 125 ml Apfelessig in einer Schüssel mit 125 ml Pflanzenöl vermischen. Mit einem Stoff- oder Papiertuch Holzmöbel und andere Oberflächen damit polieren.

Kapitel 10

Schlussbemerkung

Sie haben die 7-Tage-Kur »Schlank mit Apfelessig« geschafft – jetzt müssten Sie mit Ihrer Leistung zufrieden sein und sich gesünder und leichter fühlen! Erinnern Sie sich, dass ich Sie aufgefordert habe, Fotos zu machen und Maß zu nehmen? Nun ist der Moment gekommen, um Ihren Erfolg zu begutachten. Schauen Sie sich die Fotos an und suchen Sie nach Veränderungen in Ihrem Hautbild, Ihrem Haar und Ihrer Ausstrahlung. Das wird Sie anspornen, weiterzumachen.

Der Körper ist fähig dazu, sich selbst zu heilen, zu verjüngen und seine Gesundheit vollständig wiederherzustellen. Nach diesen sieben Tagen werden Sie wunderbare gesundheitliche Auswirkungen spüren. Sie werden ganz natürlich abgenommen haben, klarer denken, mehr Energie spüren und auch Ihr Teint wird merklich schöner sein. Sie werden sich stark, vital und ausgeglichen fühlen.

Ich möchte Ihnen Mut machen, das Leben so gut wie möglich zu leben: Starten Sie voller Energie und Freude durch. Auf geht's – runter vom Sofa, stehen Sie auf und leben Sie! Mit diesem Programm können Sie an Ihrer Gesundheit arbeiten. Sie werden Ihren neuen Körper, Ihre neue Energie und Ihr neues Wohlgefühl genießen. Es ist Zeit, dass Sie sich über Ihr neues Leben freuen! Es geht ja nicht nur um weniger Gewicht – Sie sind auf dem Weg zu einer ausgezeichneten Gesundheit und zu größerem Wohlbefinden. Die Veränderungen Ihres Körpers werden Sie sehr glücklich machen und Sie werden von Ihren Erfolgen begeistert sein.

Bereiten Sie sich mental vor, verinnerlichen Sie das in diesem Buch angebotene Wissen, dann haben Sie auch die nötige Kraft, um der Mensch zu sein, der Sie sein können, und Ihr Leben in jeder Hinsicht zu verändern.

Die Kur »Schlank mit Apfelessig« können Sie wie bereits gesagt jeden Monat absolvieren, damit Sie dauerhaft in den Genuss aller Vorteile kommen:

- schneller Fettverlust, weniger Körperfett und niedriger BMI
- weniger Bauchfett
- mehr Erfolg in Beziehungen und im sozialen Leben aufgrund Ihres schlankeren, sexy wirkenden Körpers
- Sie wachen fit auf, Ihr Geist ist klarer und die Tage sind produktiver,
- Sie wirken jugendlich und vital
- ein niedriger Blutzuckerspiegel hilft gegen Diabetes und trägt zur Verringerung des Insulinresistenzrisikos bei
- dank des Rückgangs verschiedener Entzündungsmarker weniger Entzündungen
- niedrigerer Blutdruck und ein gesünderes Herz
- niedrigere Cholesterinwerte, da Sie mehr Lebensmittel mit hohem Anteil herzgesunder Fette zu sich nehmen

Leben Sie das für Sie beste Leben?

Wenn Sie das für Sie beste Leben führen, stecken Sie voller Hoffnung und sind optimistisch im Hinblick auf Ihre jetzigen Lebensumstände und auf Ihre Zukunft. Sie haben Energie, leben aktiv und mit Leidenschaft. Oft sind wir voller Kraft, wenn positive Dinge geschehen – wenn wir heiraten oder nach monatelangem Arbeiten auf Hochtouren endlich Urlaub haben. Dieser Zustand der Stärke und Freude kann aber über diese Momente hinaus andauern. Wenn Sie Gesundheit und Wohlbefinden an erste Stelle setzen, werden Sie langfristig Glück und Zufriedenheit erreichen.

Diese Gefühle werden ausgelöst, weil Sie eine Herausforderung annehmen, daran wachsen und Ihre Ziele erreichen (etwa das Wunschgewicht oder auch eine Beförderung). Überlegen Sie mal: Wann haben Sie sich das letzte Mal über das Normalmaß hinaus gefordert, Ihre Bequemlichkeit aufgegeben, von sich mehr als sonst verlangt? Um Ihr bestes Leben zu führen, müssen Sie sich selbst anspornen, vor allem dann, wenn Sie sich nicht motiviert fühlen. Die Motivation stellt sich ein, wenn wir uns voll und ganz einer Sache widmen oder über unseren momentanen Status quo im Leben hinaus herausgefordert sind.

Motivation kann auch eine Sucht werden, wenn Sie einmal den Erfolg ge-
kostet haben. Riskieren Sie einen Blick darauf, wie gut Ihr Leben sein könnte,
und auf all das Schöne, das damit einhergeht – ich wette, Sie werden mehr
wollen.

Wenn Sie Ihr Leben in vollster Zufriedenheit leben, dann sind Sie auch
neugierig auf die Zukunft. Sie beobachten quasi, wie Ihr Leben sich in etwas
Besseres verwandelt. Sie verlassen Ihre Komfortzone, Sie strecken sich. Sie
weigern sich, faul und apathisch zu sein, weil Sie wissen, dass Faulheit und
Erfolg nicht zusammenpassen. Wenn Sie es schaffen, Ihren Energielevel hoch
zu halten, ist das Leben wunderbar.

Dann wachen Sie in der Überzeugung auf: »Heute wird noch besser als
gestern«, weil Sie sich immer mehr zu dem Menschen entwickeln, der Sie von
Geburt her eigentlich sind. Wenn Sie Ihre Zukunft planen, müssen Sie darüber nachdenken, welche Entscheidungen Sie treffen und welche Gewohnheiten Sie pflegen möchten. Ich muss das jeden Tag tun, weil ich unbedingt
das für mich beste Leben führen will – und Sie können das auch!

Abschließend möchte ich mich mit meinen zehn Geboten für jugend-
liches Aussehen und ein wunderbares Lebensgefühl von Ihnen verabschie-
den, wie ich es immer am Ende meiner Seminare und Bücher mache.

1. *Du sollst dich selbst lieben.* Sich selbst zu lieben ist ganz wichtig fürs
   Überleben. Ohne Selbstliebe gibt es keine erfolgreiche, authentische
   Beziehung zu anderen Menschen. Aus einem trockenen Brunnen kann
   man kein Feld wässern. Selbstliebe bedeutet nicht, dass man egoistisch
   ist oder sich gehen lässt. Aber wir müssen uns zuerst um unsere eigenen
   Bedürfnisse kümmern, damit wir anderen reichlich geben können.

2. *Du sollst die Verantwortung für deine Gesundheit und dein Wohlbefinden übernehmen.* Wenn Sie gesund sein, mehr Energie haben und sich
   super fühlen wollen, müssen Sie sich die Zeit nehmen, zu lernen, was es
   dafür braucht, und dies dann auch in Ihrem Leben anwenden. Sie müssen darauf achten, was Sie essen, wie viel Sport und körperliche Aktivität Sie betreiben und was für Gedanken Sie im Laufe des Tages denken.

3. *Du sollst schlafen.* Im Schlaf kann sich der gesamte Organismus regenerieren. Schlaf ist das einfachste und doch am meisten unterschätzte
   Mittel, um den Körper zu heilen. Schlafmangel macht Sie müde und lässt

Sie rasch altern, außerdem bekommen Sie davon gerötete, verquollene Augen mit dunklen Ringen.

4. *Du sollst den Körper entschlacken und innerlich reinigen.* Den Körper zu entschlacken bedeutet, ihn von Giften und Toxinen zu befreien, sodass Sie schneller abnehmen und gesund werden. Ein reiner Körper ist ein schöner Körper!

5. *Du sollst nicht vergessen, dass ein gesunder Körper ein sexy Körper ist.* Die Körper von Frauen sind wunderschön! Gesund werden, Stil und Selbstvertrauen entwickeln und Kleidung tragen, die zum Körpertyp passt – darum geht es.

6. *Du sollst gesunde, natürliche, vollwertige Nahrung essen.* Gesundes Essen kann die Zeit zurückdrehen und den Körper in einen jugendlicheren Zustand zurückversetzen. Wer natürliche Nahrung verzehrt, sieht einfach besser aus und fühlt sich auch so. Sind die Zellen nicht unnötig belastet, ist der Körper auch im Alter strahlend schön. Gesund zu essen sollte ein Teil der »Schönheitspflege« sein.

7. *Du sollst das Alter freudig annehmen.* Das Ziel ist ja nicht, den Alterungsprozess aufzuhalten, sondern ihn mit Freude zu leben. Gesundes Altwerden bedeutet, auch mit fortschreitendem Alter fit zu bleiben, gut auszusehen und sich super zu fühlen.

8. *Du sollst dich ernsthaft um eine Veränderung deines Lebensstils bemühen.* Wer dauerhaft abnehmen möchte, muss sich wirklich ändern wollen – die Gedanken, den Lebensstil, die Einstellung. Dazu gehört auch, dazuzulernen und Dinge permanent zum Besseren zu entwickeln.

9. *Du sollst den Weg gerne gehen.* Dieser Weg wird Ihr Leben verändern. Er ist keine Diät, sondern betrifft auch den Lebensstil. Seien Sie deshalb gütig zu sich selbst und unterstützen Sie sich. Lernen Sie, sich für die kleinsten Erfolge zu loben. Und es ist auch in Ordnung, wenn Sie mal nicht perfekt sind. Das nennt man »menschlich«.

10. *Du sollst leben, lieben und lachen.* Lachen ist gut für die Seele. Leben Sie Ihr Leben mit Leidenschaft! Geben Sie niemals Ihre Träume auf! Und vor allem … lieben Sie! Denken Sie daran, dass die Liebe niemals irrt!

Da Sie jetzt wissen, wie gut die 7-Tage-Kur »Schlank mit Apfelessig« wirkt, sollten Sie Ihre Erfahrungen mit anderen teilen, um ihnen zu helfen, ihre Gesundheit und Lebendigkeit zurückzuerobern.

Über die Autorin

www.JJSmithOnline.com

Die Bestsellerautorin JJ Smith, mit ihren Büchern mehrmals auf Platz eins der Bestsellerliste der *New York Times* vertreten, ist Ernährungsberaterin und zertifizierte Abnehmexpertin, leidenschaftlicher Beziehungs-/Lebenscoach und mitreißende Rednerin. Sie ist bereits in vielen Fernsehshows aufgetreten und diverse Zeitschriften haben über sie berichtet. Mit Mitte 40 hat sie begonnen, an ihrer Gesundheit zu arbeiten, hat abgenommen und eine »zweite Jugend« gewonnen. Seither inspiriert sie Menschen, die abnehmen, gesund und wieder sexy sein wollen! Sie gibt Anregungen dazu, wie man durch eine Veränderung des Lebensstils abnehmen, gesund werden, jünger aussehen und sein Liebesleben verbessern kann.

JJ Smith hat ihr Leben den Themen »gesunde Ernährung« und »gesundes Leben« gewidmet. Sie gibt leidenschaftlich gern Kurse und teilt ihr Wissen über natürliche Heilmittel, mit denen man schlank bleiben, die Gesundheit wiederherstellen, sich vitaler fühlen und jünger aussehen kann. Sie hat sich intensiv mit dem Thema »natürliches Heilen« beschäftigt und von einigen erfahrenen Experten gelernt. Danach hat sie ihr Wissen in puncto Heilung des Körpers und Abnehmen zunächst in der Praxis umgesetzt und dann weitere Zertifikate als Ernährungsberaterin beim Internationalen Institut für ganzheitliches Heilen (International Insitute of Holistic Healing) sowie als Spezialistin für Gewichtsmanagement beim US-amerikanischen Berufsverband für Fitness- und Sporttrainer (National Exercise und Sports Trainers Association, NESTA) erworben. Zudem ist sie Mitglied des US-amerikanischen Ernährungsverbands (American Nutrition Association, ANA).

In ihrem jüngsten Buch mit dem Titel *Think Yourself Thin* (noch nicht auf Deutsch erschienen) entwickelt JJ Smith sieben mentale Strategien, um nachhaltig abzunehmen. In ihrem Bestseller *Für immer schlank mit grünen Smoothies* erfahren Leser, wie sie 10 Kilo in 30 Tagen abnehmen können, indem sie grüne Smoothies sowie gesunde Mahlzeiten und Desserts in ihre regelmäßige Ernährung einbinden und so auch dauerhaft ein besseres Verhältnis zum Essen aufbauen. Ihr Buch *Grüne Smoothies: Die 10-Tage-Detox-Kur*, ebenfalls ein *New-York-Times*-Bestseller, stellt einen erprobten Plan vor, mit dem jeder den Körper gefahrlos und schnell entschlacken und entgiften und die Gewichtsreduzierung ankurbeln kann. Die meisten Menschen, die sich streng an diesen Plan halten, verlieren in nur zehn Tagen bis zu 7 Kilo Gewicht.

JJ Smith besitzt einen Bachelor in Mathematik (Hampton-Universität in Virginia, USA) und schloss den Ausbildungsgang Angewandte Betriebswirtschaft (Executive Management Certificate Program) an der Wharton Business School (Pennsylvania, USA) ab. Derzeit ist sie Vizepräsidentin und Partnerin der Firma Intact Technology, einer IT-Consulting-Firma in Greenbelt (Maryland, USA). Zudem war sie die jüngste afroamerikanische Vizepräsidentin einer zu den 500 umsatzstärksten Unternehmen der USA (Fortune 500) zählenden Firmen. In ihrer Freizeit liest und schreibt sie und ist eine begeisterte DJane.

Rezeptübersicht

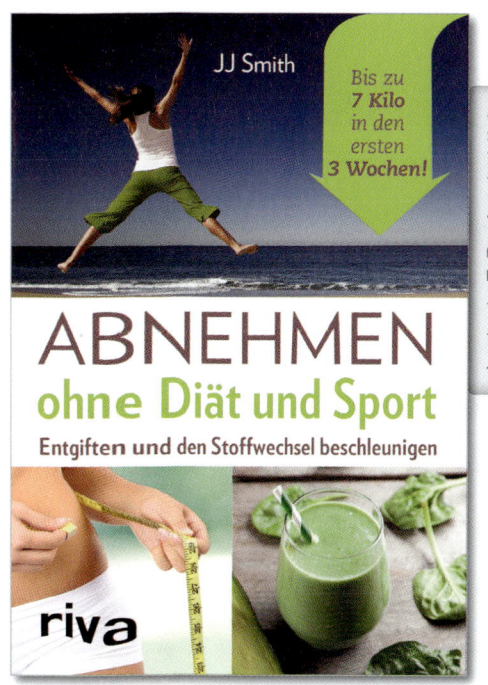

304 Seiten
9,99 € (D) | 10,30 € (A)
ISBN 978-3-7423-0735-4

JJ Smith

Abnehmen ohne Diät und Sport

Entgiften und den Stoffwechsel beschleunigen. Bis zu 7 Kilo in den ersten 3 Wochen!

Abnehmen ohne Kalorienzählen, Hungern, Verzicht, Diät und Sport – aber mit Genuss? Kaum zu glauben, aber Bestsellerautorin JJ Smith erklärt in diesem Buch, dass und wie das geht. Die Autorin hat ein eigenes System entwickelt, mit dem man nachhaltig viel Gewicht verlieren und endlich einen sexy, schlanken und vor allem gesunden Körper bekommen kann. Das Konzept funktioniert, indem man entgiftet, den Stoffwechsel ankurbelt, die Hormone wieder ins Gleichgewicht bringt und speziell die sechs Fettverbrennungshormone beeinflusst. Die Autorin erklärt, welche Lebensmittel besonders beim Abnehmen helfen und welche man vermeiden sollte.

In einem Bonuskapitel zeigt JJ Smith, wie man mit einer 10-tägigen Grüne-Smoothies-Detoxkur den Gewichtsverlust in die Wege leitet und so in den ersten 3 Wochen schon bis zu 7 Kilo verliert.

riva

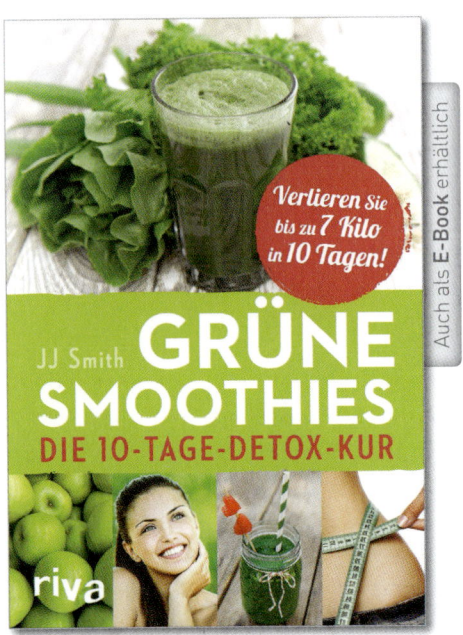

JJ Smith

Grüne Smoothies

Die 10-Tage-Detox-Kur

160 Seiten
9,99 € (D) | 10,30 € (A)
ISBN 978-3-86883-509-0

Auch als E-Book erhältlich

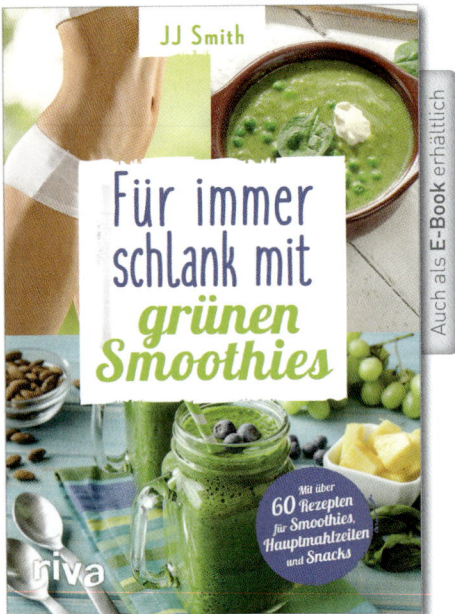

JJ Smith

Für immer schlank mit grünen Smoothies

Mit über 60 Rezepten für Smoothies, Hauptmahlzeiten und Snacks

208 Seiten
14,99 € (D) | 15,50 € (A)
ISBN 978-3-7423-0330-1

Auch als E-Book erhältlich

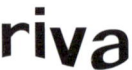